跟儿科医生学健康育儿

宝宝生病前要知道

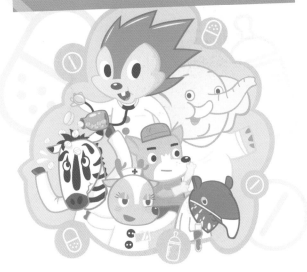

张迪 李颖◎著 何靖◎绘

U0391617

中国妇女出版社

图书在版编目（CIP）数据

跟儿科医生学健康育儿：宝宝生病前要知道 / 张迪，
李颖著；何靖绘． -- 北京：中国妇女出版社，2019.3
ISBN 978-7-5127-1678-0

Ⅰ.①跟… Ⅱ.①张…②李…③何… Ⅲ.①小儿疾
病－常见病－防治 Ⅳ.①R72

中国版本图书馆CIP数据核字（2018）第276035号

跟儿科医生学健康育儿——宝宝生病前要知道

作　　者：	张 迪 李 颖 著 何 靖 绘
责任编辑：	陈经慧
封面设计：	尚世视觉
责任印制：	王卫东
出版发行：	中国妇女出版社

地　　址：	北京市东城区史家胡同甲24号	邮政编码：100010
电　　话：	（010）65133160（发行部）	65133161（邮购）
网　　址：	www.womenbooks.cn	
法律顾问：	北京市道可特律师事务所	
经　　销：	各地新华书店	
印　　刷：	北京中科印刷有限公司	
开　　本：	170×240　1/16	
印　　张：	10.5	
字　　数：	100千字	
版　　次：	2019年3月第1版	
印　　次：	2019年3月第1次	
书　　号：	ISBN 978-7-5127-1678-0	
定　　价：	39.80元	

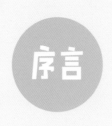

序言

宝宝的诞生在给全家人带来无限欢乐的同时，也不可避免地带来了忧虑和紧张。为什么忧虑和紧张？无外乎就是宝宝的吃喝拉撒、睡眠生长，紧跟着就是宝宝生病了。

在因孩子生病的担忧和恐慌中，如何理解″生病″，如何对待″生病″，如何陪伴孩子的″生病过程″，对家长们来说极具挑战。

现在市面上可以买到众多育儿和儿童常见病书籍，网上也有众多育儿微信公众号和APP；孩子生病了，焦虑的家长会带着孩子去找不同的专家，看不同的医生……尽管如此，帮助诚恐诚惶的父母简单并全面了解疾病并不是一件容易之事。

今天我非常欣喜地看到《跟儿科医生学健康育儿——宝宝生病前要知道》这本漫画式育儿书的出版。希望此书在家长困惑、迷茫、担忧、恐慌之时，能够让家长快速、准确地了解令人忧虑和紧张的孩子健康问题，为养育健康的孩子助上一臂之力。

用漫画形式呈现儿童健康问题和疾病并不容易，每张图既要表达准确，又要生动有趣。读完此书，真心看到了作者全力用心之处，感谢作者用这种形式与家长交流，希望家长阅读此书后有所收益。

″养育″没有标准答案，一定要从孩子自身、家庭状况、医疗科学、社会发展等多方面一同考虑。书籍是带领家长走进解决育儿问题大门的敲门砖，家长要学会去面对问题、解决问题，而不是照本宣科、一味模仿书中的内容。遇到仍然疑惑的问题，家长还需要亲自请教医生，解决每个孩子的个性化状况，以保证儿童顺利、健康生长。

崔玉涛

北京崔玉涛育学园儿科诊所院长

北京崔玉涛儿童健康管理中心有限公司董事长兼首席健康官

2018年11月18日于北京

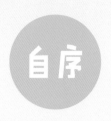

自序

　　小刺猬医生是一支工作在北京儿童专科医院第一线的医生团队，在小儿内科、急诊抢救、重症监护等专科领域拥有10余年的临床经验。小刺猬医生呵护陪伴一个个宝贝的健康成长，也目睹了许许多多家庭的喜悦与悲伤。我们看到很多家长，他们沉浸在宝宝呱呱坠地的喜悦中还来不及回神，就要开始面对一个又一个的养护、育儿问题，尤其当宝宝生病时，家长更是焦虑、紧张又忙乱。

　　家长了解儿科疾病科普知识，可以有效预防并减少孩子被病痛侵扰，在病情变得严重前及时问诊就医，最大程度保障孩子的健康成长。小刺猬医生结合多年的儿科临床治疗经验，采用便于理解的科普漫画方式，将儿科疾病科普知识表达出来，让爸爸妈妈可以更加直观准确地了解新生儿护理、儿童常见疾病、儿童日常生活问题和健康体检等方面的知识，从而及时发现孩子身体的问题，实现小儿疾病提前预防和及时诊治。为了增加阅读趣味性，本书将各个专业医护形象进行卡通化设计，让"看病"这件事显得可爱、亲和，让读者改变对医院的认识，感受到医护人员的温暖和关爱。我们希望能够利用自己的专业知识和行医经验去帮助所有的新手父母，让养育宝宝的过程变得更加轻松、有趣，充满喜悦。

　　愿所有的家庭都能够拥有幸福的育儿体验，希望所有的小朋友身体健康，这就是我们儿科医生做科普的初衷！我们会继续努力做出更多、更好的内容，将儿科医疗人员的爱带给每个家庭，持续陪伴每个宝贝快乐成长。

爱你们的小刺猬医生

2018年12月

目录 contents

CHAPTER 3　常见问题

CHAPTER 4　健康体检

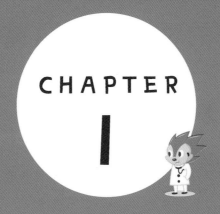

CHAPTER
1

新生儿护理

裸奔的小肚脐

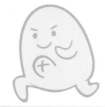

关于肚脐的形成和新生儿脐部的护理

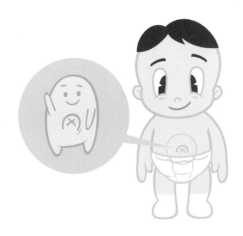

我们每个人都有肚脐，而且形状各异，那它究竟是怎么形成的呢？首先，小刺猬医生带你们认识一下肚脐君的前世今生。

肚脐的前世呢，就是脐带，这是一种为哺乳类在宫内连接胎儿和胎盘的管状结构，由一条静脉和两条动脉组成，胎儿在宫内成长所需要的营养物质、氧气都是由它负责输送的。

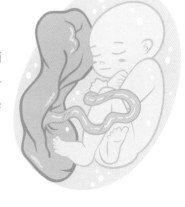

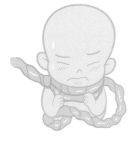
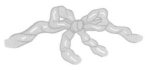
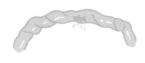

这条重要的管路与胎儿的健康和生长发育息息相关，当它出现任何异常都会引起产科医生的注意，比如脐带绕颈、脐带扭转，甚至打结、脐带破裂等。脐带异常通过调整，后期一般对宝宝并无大碍，但有些会导致严重的后果。

胎儿娩出后产科医生会及时剪断脐带，并在宝宝的脐部残端打结。

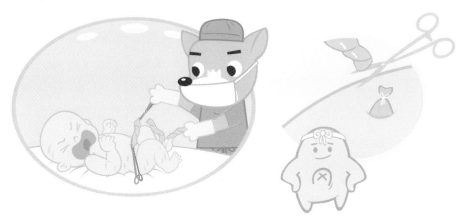

残端部位会慢慢萎缩结痂，痂皮脱落后小肚脐就诞生啦（一般脱落时间在生后2周左右，因人而异）！

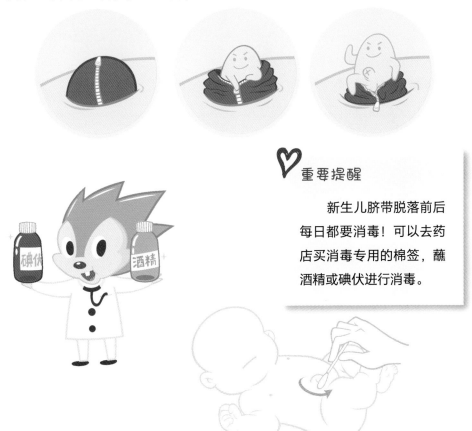

♥ 重要提醒

新生儿脐带脱落前后每日都要消毒！可以去药店买消毒专用的棉签，蘸酒精或碘伏进行消毒。

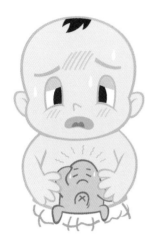

部分宝宝的肚脐由于没有得到妥善的护理,导致感染,出现发红甚至积脓,有的闻起来有臭味,引发脐炎,要及时去医院处理。严重的脐炎还可引起局部严重炎症,甚至感染入血导致败血症。

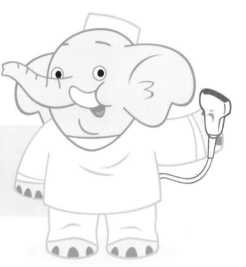

有的脐炎做B超发现其实是脐尿管窦或脐尿管瘘,这属于发育异常。脐尿管瘘需要手术治疗。

有的宝宝肚脐会凸起,哭闹时肚脐一鼓一鼓的,这个可能是脐疝(鼓起的部分里面可能是部分肠管)。

超级宝宝系列之一

新生儿的特殊小秘密

　　刚出生的新生儿有很多特别的生理现象，新手父母可能会一头雾水，误以为自己心爱的宝宝生了病，小刺猬医生就经常会在门诊碰到这样焦虑的家长。今天，我们就一起来揭开新生儿的特殊小秘密吧！

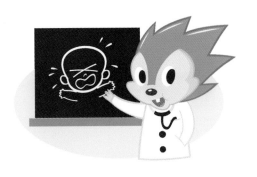

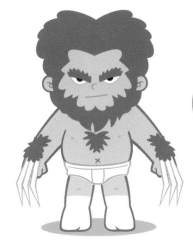

新生儿毳（cuì）毛

有的宝宝出生时身上有好多毛毛（早产儿更多见），对此父母不用过分担心。胎儿在子宫内就会有较浓密的胎毛，随着发育会自动脱落。

新生儿假月经、新生儿白带

有的宝宝（女婴）出生后会有少量阴道出血或类似白带物质附着，经常有家长因此来就诊。这也是一种生理现象，同样是受到妈妈雌激素的影响。出血一般2～3天就会自然停止。

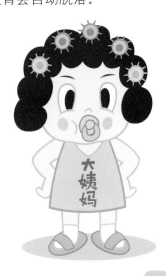

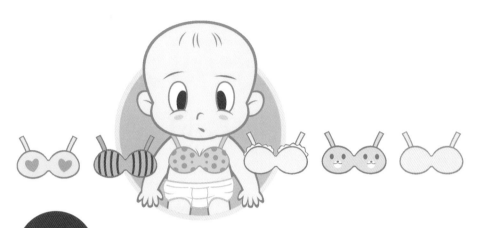

乳腺肿大　有的宝宝出生后乳腺肿大，似性征发育，有的甚至还会分泌出乳汁。

对此父母也不用过分担心！这是因为宝宝受母亲雌激素影响才出现此类情况。一般出生2~3周会自然消退。切忌挤压宝宝的乳腺，引起感染。

新生儿粟粒疹　有的宝宝在鼻尖上会出现白色小颗粒。这是皮脂腺堆积所致，家长不必担心，随着宝宝一天天成长，会自然消退。

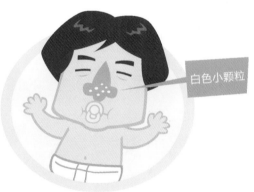

白色小颗粒

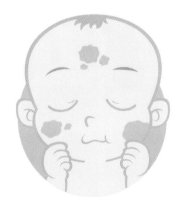

新生儿红斑　有的宝宝出生后会出现皮肤发红或面部有红斑的现象，有时伴有脱屑。这是由于新生儿受外界环境变化影响引起的，可自行消退。

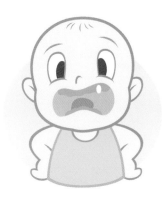

新生儿马牙

这个是牙吗？要去除吗？常有家长带着宝宝来看口腔科。有的新生宝宝上腭中线和齿龈上长有黄白色小斑点，称为上皮珠，俗称〝马牙〞，这是上皮细胞堆积或黏液腺分泌物堆积所致。〝马牙〞数周至数月会自行消失，注意不能自行挑破。

红色尿

新生儿有时会排出红色的尿（尤其是刚出生的宝宝）。宝宝出生后几天，有时小便少，尿中尿酸盐排泄增加，使尿液呈现红色（以冬季常见）。遇到这种情况可加大哺乳量再观察。如果没有好转甚至加重，请及时至医院就诊。

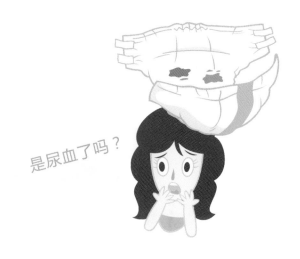

是尿血了吗？

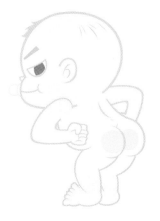

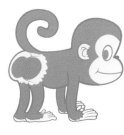

新生儿青痣

有的新生儿在骶尾部或臀部有大小不等的青灰色斑，其中以骶尾部居多。这是色素沉着所致，大多数孩子长大几岁后色斑逐渐消失。

以上几种情况家长都不必担心，都属于新生儿的生理现象，不是疾病。如果对自己宝宝的情况不好判断，就请及时到正规医院进行咨询就诊。

超级宝宝系列之二
新生儿的常见外科小状况

有一部分宝宝由于在宫内或产时的诸多因素导致了一些外科小状况，那么，哪些情况可以观察，哪些情况又需要警惕？下面，小刺猬医生带大家一起学习一下。

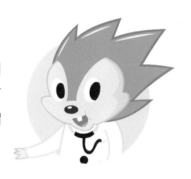

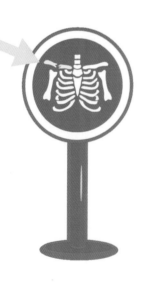

新生儿锁骨骨折 这是在分娩时发生的常见问题，常发生于体重过大，分娩困难（胎位异常、产妇产力不足、分娩方式选择不当等）的新生儿。表现为触摸锁骨时发现患侧锁骨不连续，锁骨有增厚、模糊等感觉，局部软组织可有肿胀及压痛。

新生儿锁骨骨折对宝宝在功能方面的发育不会有影响。对于青枝骨折或无移位骨折一般不需要处理，对于完全性骨折，目前多主张对患侧减少牵拉，仅少数病人需要8字绷带固定2周。随着宝宝的生长发育，肩部增宽，错位和畸形可自行消失。

新生儿头颅血肿

头颅血肿是头颅骨膜下血管发生破裂而出血，血液积聚在局部形成血肿。血肿为胎儿头颅在产道受压、牵拉、器械助产等所致，多于出生后数小时至数天逐渐增大，见于头颅顶部，血肿边缘清楚，周界不超过骨缝，波动感明显。血肿因大小不同可在2周至3个月左右消退。头颅血肿多可自行吸收，无须特殊治疗，但是要保持局部的清洁，并且尽量避免局部摩擦。对于巨大的头颅血肿，一方面，可能因出血量大导致贫血或低血容量休克；另一方面，在血肿吸收期由于血肿内红细胞破坏释放胆红素可导致黄疸加重，因此必须及时就医。

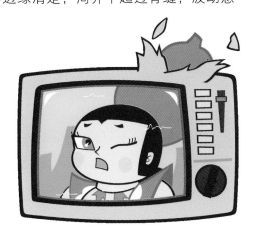

新生儿臂丛神经损伤

臂丛神经是支配上肢的重要神经，分为根、干、束3段，各段均有分枝支配相应肌肉。臂丛神经损伤的宝宝一般都有头位或臀位娩出时过度牵拉史，损伤后表现为患肢松弛悬垂于体侧，不能做外展、外旋及屈肘等活动。早期以保守治疗为主，应用绷带固定，以及营养神经药物治疗，并在医生指导下配合按摩、理疗等康复训练。少数病人损伤程度严重，需考虑外科手术治疗。

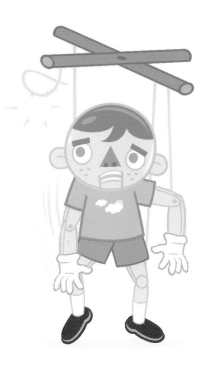

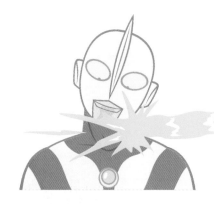
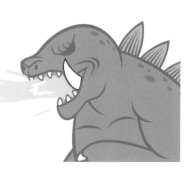

**先天性
肌性斜颈**

子宫内压力异常、胎儿胎位不正或难产使用产钳，均可为引起肌性斜颈的原因之一。患儿表现为头部向患侧倾斜，面部向健侧旋转，下颌指向健侧肩部。在颈部胸锁乳突肌中下段可触及梭形、无压痛的肿块，大多数患者采用保守治疗，如按摩可以好转，少部分病人需外科手术治疗。

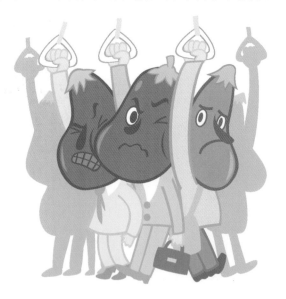

**新生儿压
力性紫癜**

宝宝出生后在皮肤上可见较多的出血点，以面部为多见，而检查与凝血功能有关的化验，如血小板、凝血因子均无异常，那么就考虑是压力性紫癜。压力性紫癜常为经过产道挤压的外力所致，可自行吸收，无须特殊治疗。

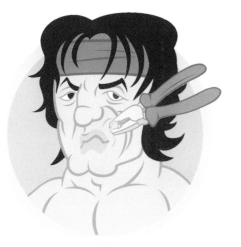

新生儿面神经麻痹（面瘫） 常由于胎头在产道下降时母亲骶骨压迫或产钳助产受损所致。此类产伤引起的面瘫常为一侧，表现为眼不能闭合，不能皱眉，患侧鼻唇沟浅，口角向健侧歪斜，哭时明显，可以应用营养神经药物，大多情况1个月能逐渐恢复。但是发现宝宝有面瘫表现时要及时就医，毕竟除产伤外，还有一些病理因素可以引起面瘫，要请医师确诊。

先天性髋关节脱位 臀位难产、韧带松弛、受母体激素水平影响、髋臼发育不良、遗传因素等均可为发病因素。新生儿期表现为臀部及大腿内侧皮纹不对称，女婴大阴唇不对称，患肢短缩，患肢常呈屈曲状，活动较健侧差，髋关节外展受限。如若怀疑，可行髋关节超声协诊，一旦确诊，应及时请外科医生给予复位治疗。

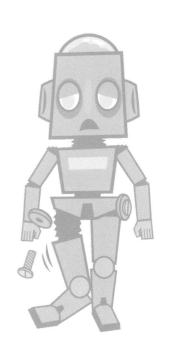

家有"小黄人"

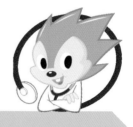

认识新生儿黄疸

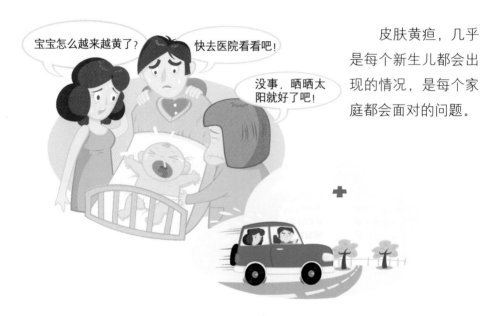

皮肤黄疸，几乎是每个新生儿都会出现的情况，是每个家庭都会面对的问题。

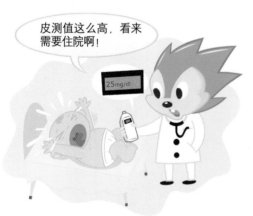

新生儿黄疸有生理性黄疸和病理性黄疸之分。生理性黄疸一般总胆红素值足月儿不高于12.9mg/dl（220.6umol/L），早产儿不高于15mg/dl（256.5umol/L），而病理性黄疸不但总胆红素值超过上述范围，而且如果存在出现过早（生后24小时内）、总胆红素每日上升大于5mg/dl（85umol/L）、黄疸持续时间超过2～4周或进行性加重等任何一种情况，都要考虑为病理性黄疸。

如何判断宝宝的黄疸值?

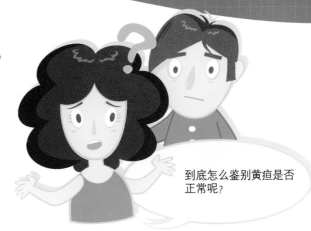

到底怎么鉴别黄疸是否正常呢?

Step① 有经验的医生通过视诊,即观察孩子的皮肤和巩膜(白眼球)的颜色来初步诊断病情。

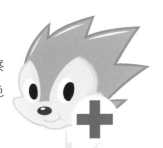

Step② 到医院通过经皮测胆仪检测(但会有干扰误差)。

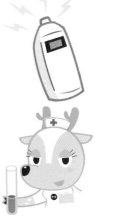

Step③ 最准确的方法还是抽取静脉血查胆红素值确认疾病程度。

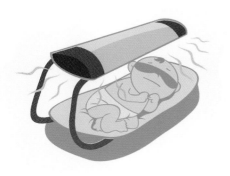

轻者仅需要照光治疗。

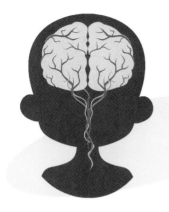

如果存在溶血或者黄疸很严重，会影响神经系统发育，损坏重要脏器。

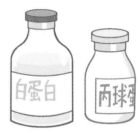

必要时需要给予特殊药物。

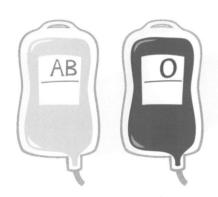

严重的甚至还需要换血。

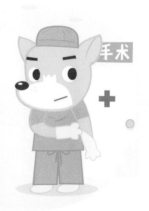

特殊类型黄疸（梗阻性）需要做腹部B超，必要时需手术治疗。

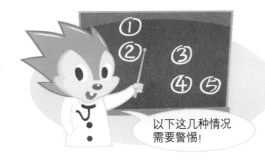

以下这几种情况需要警惕！

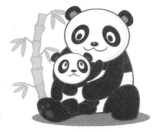

① 母亲为RH-血型，孩子皮肤出现黄染。

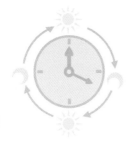

② 生后24小时之内出现皮肤明显黄染。

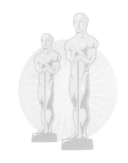

③ 全身皮肤黄染或巩膜黄染。

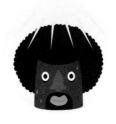

④ 超过3周，黄疸虽然程度不重，但也无明显消退。

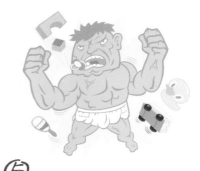

⑤ 皮肤颜色呈黄绿色。

　　不过父母不用过分担心，绝大多数宝宝的黄疸都是不需要特殊治疗的生理性黄疸。正常喂养或多照日光即可恢复。有些宝宝在医生指导下需适当停喂母乳。

不要变"凹凸曼"啊

准确辨析新生儿呕吐

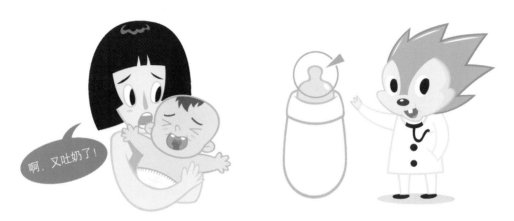

啊，又吐奶了！

　　请仔细辨认呕吐物的性质，是否为纯奶，有无黏液、痰液，有无绿色、血性或咖啡色样物质。

　　母乳喂养的妈妈要注意正确的母乳喂养姿势及适当控制乳汁流速；人工喂养的宝宝，妈妈应检查奶瓶口是否过大，宝宝吃奶是否过急，喝奶姿势是否过于平躺。

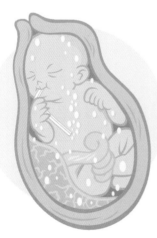

刚出生的宝宝呕吐，有的是因为吞咽了大量羊水。

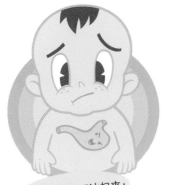

哈哈！我就不站起来！

有的宝宝因为胃呈水平状，再加上贲门发育尚不完善，容易呕吐。

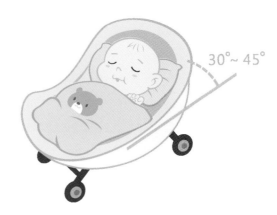

30°~45°

水平胃的宝宝吃奶后应保持头高脚低的姿势休息，喂奶应保持少量多次。

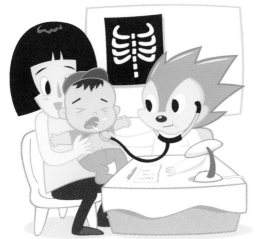

有的宝宝还合并呛奶咳嗽，到医院就诊发现是肺炎，需要用药治疗。

极少数宝宝频繁呕吐需要到内科、外科就诊，进行腹部B超、消化道造影等检查。若发现消化道有问题，需要到外科就诊。

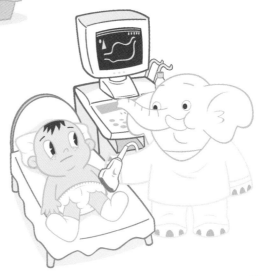

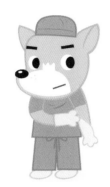

下面介绍几种常见的引起新生儿呕吐的外科病，需要外科医生及时处理。

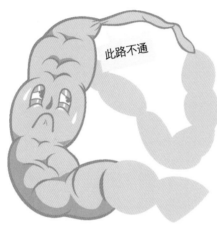

此路不通

○ 先天性肠闭锁

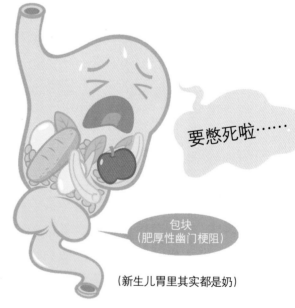

要憋死啦……

包块
（肥厚性幽门梗阻）

（新生儿胃里其实都是奶）

○ 幽门梗阻

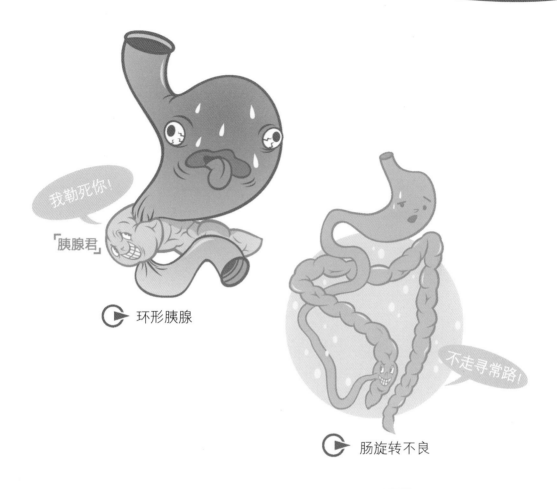

环形胰腺

肠旋转不良

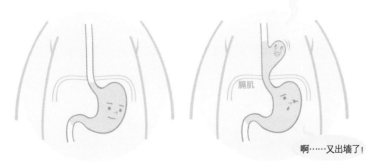

正常　　　　　　　食道裂孔疝

食道裂孔疝

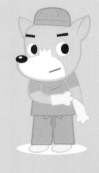

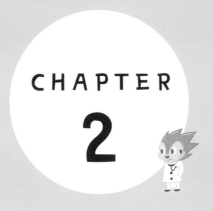

CHAPTER 2

常见疾病

不想宝宝再感冒了

谁是呼吸道的入侵者

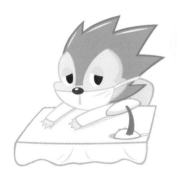

寒冷的冬天来了，连小刺猬医生也感冒了。那么，什么是感冒呢？

普通感冒一般就是上呼吸道感染。

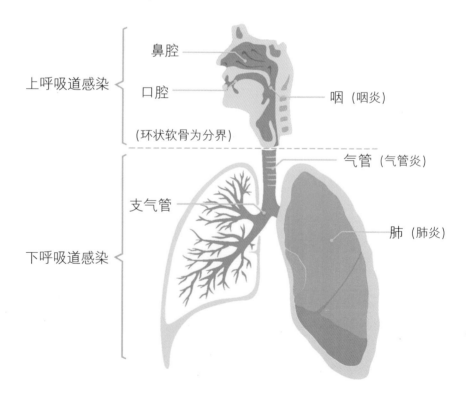

上呼吸道感染
　鼻腔
　口腔
　　　　　咽（咽炎）
　（环状软骨为分界）

支气管
下呼吸道感染
　气管（气管炎）
　肺（肺炎）

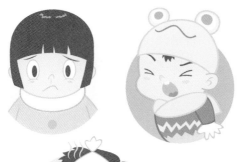

小朋友感冒可以表现为鼻塞、流涕、咳嗽、咽痛甚至发热。

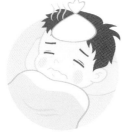

包成"粽子"也不行

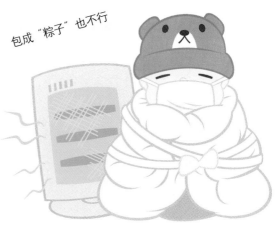

家长常常奇怪，宝宝是怎么感冒的呢？

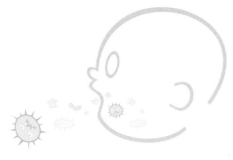

其实，病原就存在于空气中，通过呼吸道传播。

这些病原都是什么呢？大致分为病毒、细菌、支原体等。

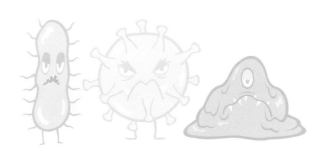

年龄小的孩子容易被感冒病毒感染，一般表现为发热、流清涕、咳嗽，病情进展到下呼吸道甚至还会出现喘息、喘憋的现象。

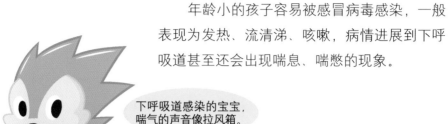

下呼吸道感染的宝宝，喘气的声音像拉风箱。

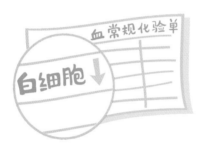

一般白细胞不高，甚至降低。

即便高热也不要使用抗生素（除非合并细菌感染）。

单纯的病毒感染

单纯的病毒感染引起的感冒病程一般为5~7天。如果高热3天后还持续，可再去医院复查血象，看是否合并其他病原感染，以便调整治疗方案。

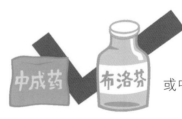

可以对症口服退热药或中成药清热解毒。

细菌感染 细菌感染除了发热、咳嗽，痰液有时会发黄。

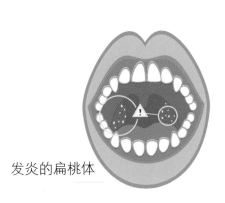

发炎的扁桃体

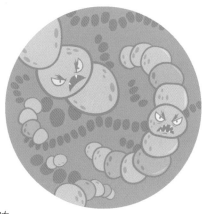

扁桃体红肿，有时会出现化脓。

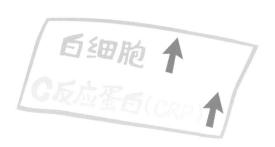

一般白细胞、炎症指标升高。

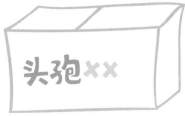

细菌感染需要使用抗生素哦（需先排除相关药物过敏）。根据病情轻重程度，选择用药途径——口服或输液。

抗生素要在医生指导下使用，制订疗程。中间有时还要复查血常规。

其他病原 还有一些病原，如支原体、衣原体（既非病毒也非细菌），家长可能不常听说，但这类病原所致的感染很常见。

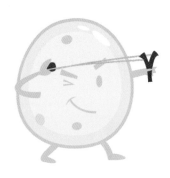

大一些的孩子常表现为剧咳（以干咳为主）、发热。

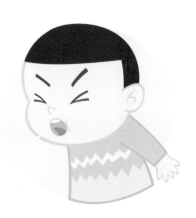

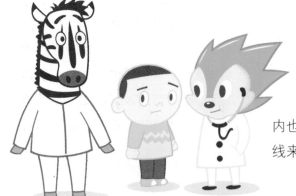

有时，给肺炎患者听诊肺内也没有异常，这时就需要拍X线来进行确诊了。

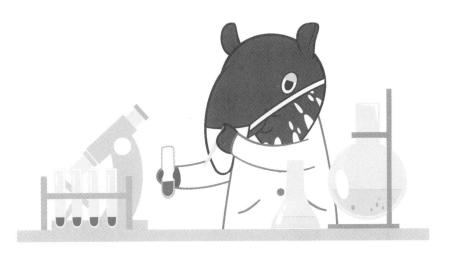

　　一般血常规报告显示，白细胞及C反应蛋白（CRP）正常或轻度升高，这种情况就需要特殊病原学相关检查才能确诊。

要用抗生素才行，但和细菌感染选择不同。

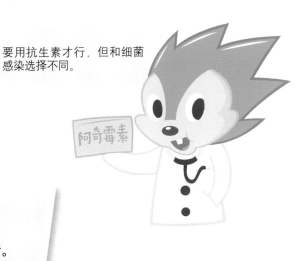

阿奇霉素

重要提醒

　　以下建议供家长参考。
　　很多时候，宝宝是多种病原混合感染，诊断需要根据症状、体征、化验综合判断，甚至需要经验性治疗。

嗓子又发炎了

了解扁桃体的辛苦生活

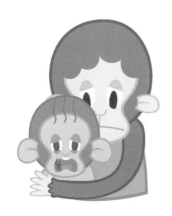

大夫大夫，小猴宝宝发烧了，又是嗓子发炎吧？他说咽东西疼，该怎么办啊？

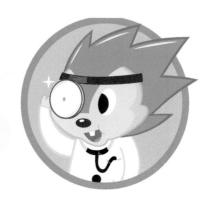

嗯，这些都是在看病过程中家长最常问的问题。今天，我们就来探一探嗓子的奥秘。

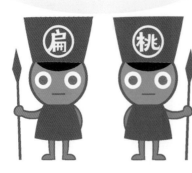

嗨，大家好，我们是扁桃体twins！严格地讲，我们的全名是"腭扁桃体"。我们是淋巴组织，含有免疫细胞，与免疫功能密切相关，是守候身体门户的小卫士！

有些病原体通过空气、飞沫传播，然后经过口腔侵入人体。

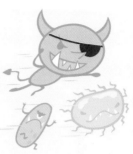
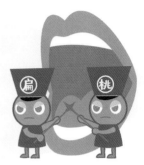

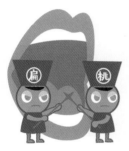
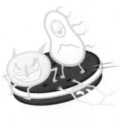

有的病原体通过食物传播，还有一些侵入口腔的病原体藏匿在隐窝处。

机体因感冒、受凉、疲劳、睡眠不好，或食用辛辣食物、冷饮、甜食，都会使扁桃体防御能力下降，导致病原体繁殖增加而发病。扁桃体发炎除了咽痛、咽部异物感，有时还伴有发热、乏力等症状。一部分患扁桃体炎的宝宝可能仅有发热症状，而没有咽部异常感觉。

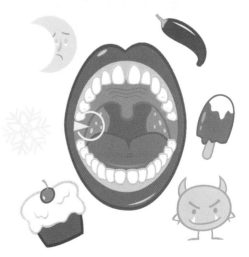

医生给宝宝检查扁桃体时，宝宝要张大口，发出"啊"音，声音拉长。让宝宝发声的同时，医生还会使用压舌板按压住宝宝舌根部，这样可充分暴露咽部，仔细检查扁桃体。

扁桃体根据肿大的不同程度分为I度、II度、III度。

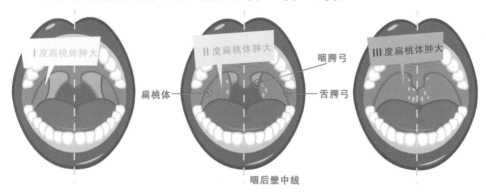

扁桃体的发育史：

- 新生儿期尚未发育；通常6个月以后开始发育；
- 1岁时逐渐增大，4～6岁发育到高峰；
- 14～15岁开始萎缩。

一旦宝宝发生扁桃体炎或扁桃体化脓，应在医生指导下应用退热药、清喉利咽药物，必要时服用抗生素。需要注意的是，切除扁桃体不是常规治疗方法，对于反复扁桃体炎患者，是否需要切除扁桃体，应向耳鼻喉医生咨询，因为扁桃体的免疫功能在3～5岁最活跃，此期间手术应慎重。

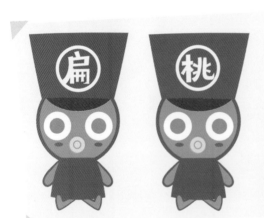

6个月～1岁的扁桃体

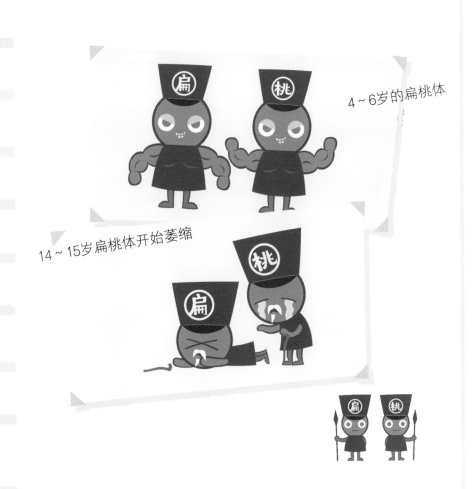

4～6岁的扁桃体

14～15岁扁桃体开始萎缩

所以4～6岁是扁桃体发育的旺盛期，宝宝较易反复患扁桃体炎。家长应积极预防，避免诱发因素，多饮水，少食辛辣食物，保持口腔清洁，注意休息。

不一样的咳嗽声 之一

普及小儿急性感染性喉炎

　　急性感染性喉炎为喉部黏膜弥漫性炎症，好发于声门下部，春、冬两季发病较多，多见于6个月~3岁的婴幼儿，病毒、细菌感染后均可引起急性感染性喉炎。

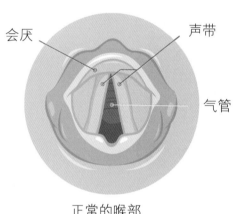

正常的喉部

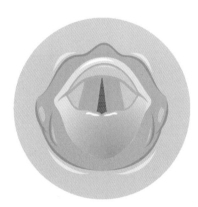

喉炎时的喉部

急性感染性喉炎都有哪些临床表现呢？

发热

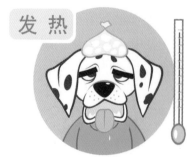

不同程度的发热。

声嘶

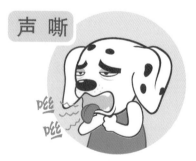

和平时的说话声音不一样，声音变得沙哑，有时还伴有咝咝的声音。

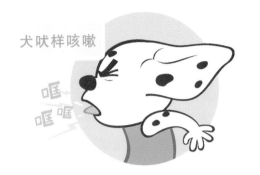

犬吠样咳嗽

咳嗽声像小狗叫一样，或呈金属音似的"哐哐"声。

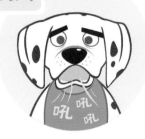

吸气性喉鸣

吸气费力，还会有类似"吼吼"的气流声。

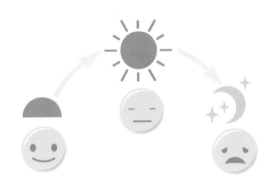

白天症状较轻，夜间加剧（因入睡后喉部肌肉松弛，分泌物滞留，阻塞喉部，刺激喉部发生喉痉挛）。

喉梗阻可表现为面色发绀、烦躁、呼吸困难（因为咽喉部充血，声带肿胀，声门下黏膜呈梭状肿胀，以致喉腔狭小发生喉梗阻）。

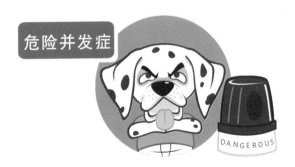

危险并发症

DANGEROUS

小儿喉炎病情发展快，易并发喉梗阻，应及时治疗。

治　疗

- 抗生素：因病情进展迅速，存在细菌感染时应及早选用合适的广谱抗生素控制感染。

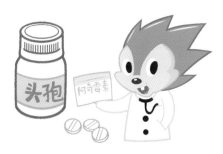

- 镇静剂：发生喉梗阻时患儿因呼吸困难而烦躁不安，而烦躁及哭闹会加重缺氧，可适当应用镇静剂。

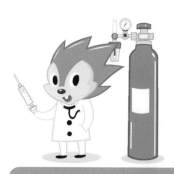

- 肾上腺皮质激素：激素有抗炎及抑制变态反应的作用，治疗喉炎效果良好。根据病情轻重及喉梗阻程度适当选用激素治疗，给药方式包括局部雾化治疗或口服、肌注及静脉给药。

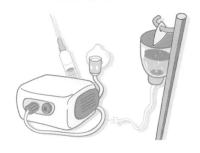

- 对于极重度喉梗阻应考虑建立人工气道或气管切开。

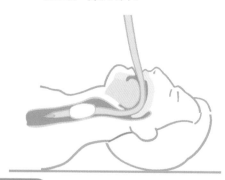

感染性喉炎属于小儿急重症，起病急、进展快，应及时就诊。

不一样的咳嗽声 之二

什么是百日咳

❓ 什么是百日咳？

百日咳是一种由百日咳鲍特杆菌引起的急性呼吸道传染病。

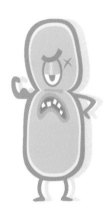

传染源 百日咳患者、隐性感染者及带菌者均为传染源，途径主要通过飞沫传播。

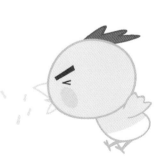
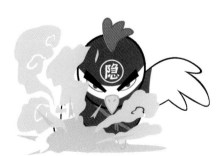
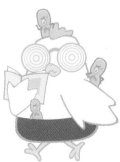

症 临床表现：

① 潜伏期为2~21天，大多为7~14天；
病程一般持续2~6周，也可长达2~3月。

② 明显的、阵发性、痉挛性咳嗽；
鸡鸣样吸气性吼声（俗称"回勾"）；
痉咳时常伴有面红唇绀；痉咳反复多次，
直至咳出大量黏稠痰液。

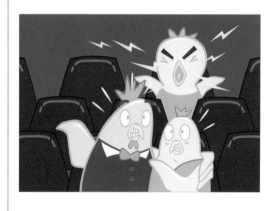

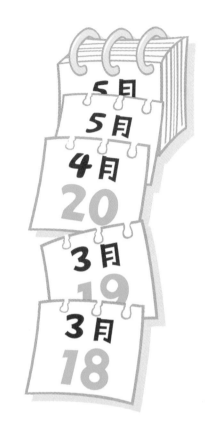

③ 新生儿及小婴儿在阵咳时出现屏
气、发绀，易致窒息。

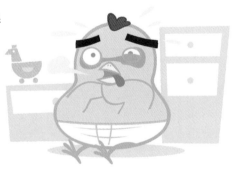

实验室检查：

① 血常规检查：外周血白细胞计数升高，常为（20～50）×10⁹/L，其中以淋巴细胞为主，一般大于60%。

② 病原学检查：应用呼吸道分泌物培养、PCR技术或血清抗体检测。

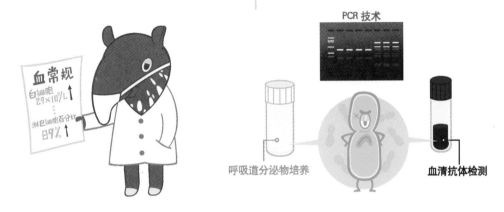

治疗：

- 一般治疗：应用呼吸道传染病隔离措施，保持室内空气新鲜，温度、湿度适当。

- 病情需要时，适当给予吸氧、吸痰、镇静、呼吸支持等治疗。

- 抗菌治疗：选用红霉素、罗红霉素、阿奇霉素等予以抗感染治疗。

- 中医治疗：口服鹭鸶咳丸缓解痉咳症状。

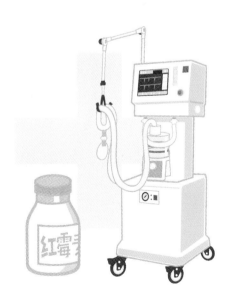

预防：

① 主动免疫：遵循计划免疫，按时接种"百白破"三联疫苗。

② 被动免疫：未接受过预防注射的体弱婴儿接触百日咳病例后，可注射含抗毒素的免疫球蛋白预防。

③ 药物预防：对没有免疫力而有百日咳接触史的婴幼儿，主张进行药物预防，可服用红霉素7~10天。

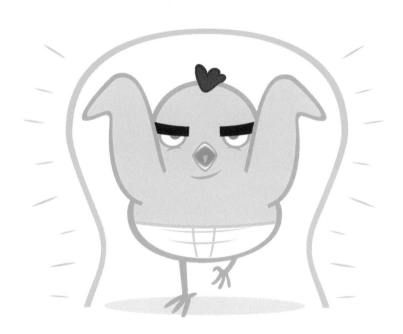

小强一样的皮疹

如何与小儿湿疹顽强斗争

　　湿疹俗称"奶癣"，是一种皮肤的慢性炎症性疾病，也是一种最常见的"特应性皮炎"，患皮疹的宝宝常感到瘙痒难忍，睡眠和生活十分受影响。小儿湿疹包括以下一种或多种表现：

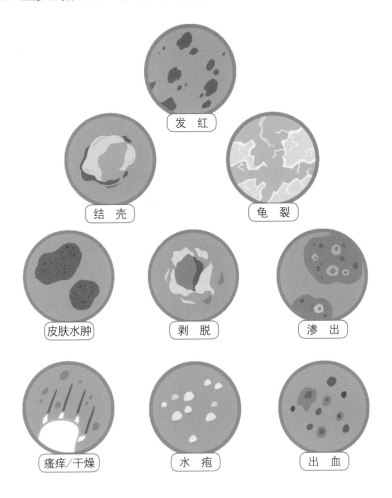

发　红

结　壳

龟　裂

皮肤水肿

剥　脱

渗　出

瘙痒/干燥

水　疱

出　血

那什么是"特应性皮炎"呢？

特应性皮炎是一种慢性、复发性疾病，以皮肤瘙痒、干燥和炎症为特点，并有遗传倾向性，其易伴发哮喘、过敏性鼻炎等特应性疾病。50%的宝宝1岁以内发病，90%的宝宝5岁以内发病。

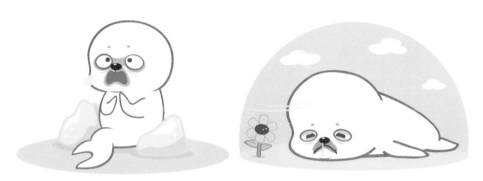

湿疹的病因

① 食物过敏

食物过敏是一种食物的非毒性反应。以下是主要诱发婴幼儿过敏的食物：

(1) 牛奶　(2) 鸡蛋　(3) 豆类　(4) 鱼　(5) 贝壳类

(6) 坚果　(7) 花生　(8) 小麦

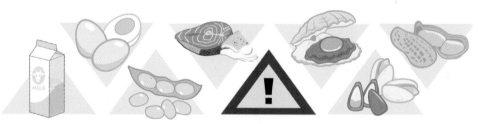

注意：

1.大多数湿疹通过皮肤护理可以改善或治愈，与食物无关，甚至与环境中所谓的"可疑过敏原"无关。

2.严重持续的湿疹，或进食特定食物出现快速皮肤反应，应考虑进行过敏原检测，明确后根据检测结果调整饮食。对婴儿牛奶限制应谨慎。

② 皮肤屏障功能缺陷
缺陷的屏障使得经皮失水和外部因子的入侵增加。

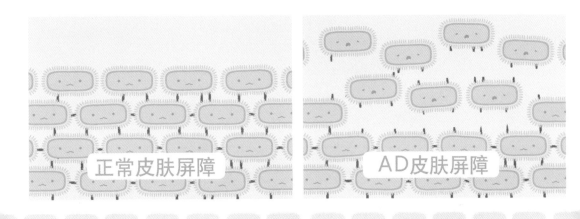

AD即特应性皮炎，此为模拟皮肤角质层的"砖块-灰浆"结构，AD患者的皮肤屏障受损。

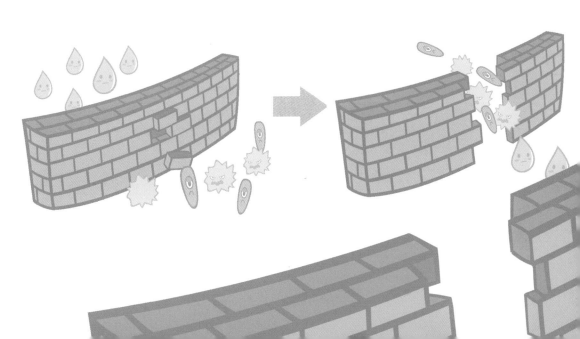

③ 环境因素

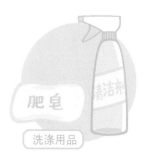
洗涤用品

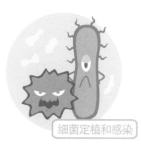
细菌定植和感染

搔 抓

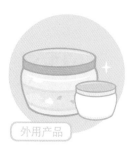
外用产品

湿疹的治疗

　　治疗的核心就是制止炎症和屏障功能障碍的恶性循环。

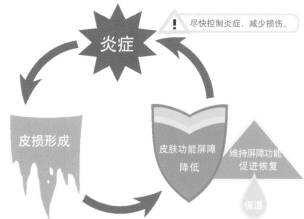

⚠ 尽快控制炎症，减少损伤。

炎症

皮损形成

皮肤功能屏障降低

维持屏障功能促进恢复

保湿

冤枉

激素

冤枉

○ 抗炎

　　抗炎的主要用药就是激素。很多家长视激素如毒药一般的洪水猛兽，其实大可不必。激素一直是临床上不可取代的重要药物种类，小剂量短期应用副作用很小，特殊疾病需要大剂量或长期应用也是为了治病救命。外用糖皮质激素是湿疹治疗首选药物，而且选用的都是中低级别，且外用局部起效全身副作用更轻微。

◉ 保湿

　　1.润肤可以缓解干燥，修复皮肤屏障，对湿疹至关重要。

　　2.可以根据孩子的情况选用软膏、霜、乳液等不同剂型。

　　3.对湿疹的病人来说，最好的润肤霜是不含香料，防腐剂最少的。

　　4.就像每天要刷牙一样，湿疹儿童因有敏感皮肤，需要每天进行保湿。保湿措施可以避免皮肤干燥，是最好的止痒剂。

　　温馨提醒：对于我国北方地区湿疹患儿，每年10月到来年5月，坚持每次洗澡后外涂润肤剂可起到保湿作用，使患儿维持在缓解状态。

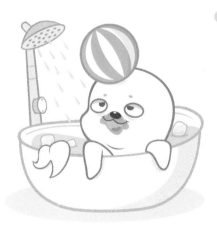

◉ 清洁

　　过度清洗和长时间不洗澡都不正确。

　　1.特应性皮炎患儿洗澡建议1~3天一次。

　　2.洗澡时水温不要过热，平时每次洗澡的时间最好不超过10分钟，尽量选择无刺激性的沐浴产品。

　　3.洗澡后3分钟内使用保湿剂。

◉ 穿着

　　1.建议特应性皮炎患儿一年四季均以纯棉衣物为佳，宽松柔软。

　　2.避免人造纤维、羽毛和毛织品等直接接触皮肤。

　　3.建议特应性皮炎患儿较同龄正常孩子衣服穿着厚度略薄。

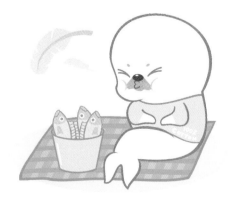

肺炎来了

科普新生儿肺炎

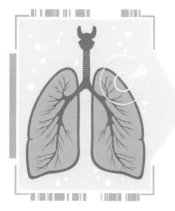

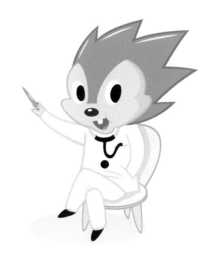

新生儿肺炎往往很隐匿，
和成人、大孩子都不一样。

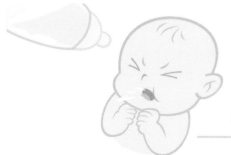

有的宝宝仅表现为吐奶、呛奶
或吃奶不好。

有的像螃蟹一样吐沫明显。

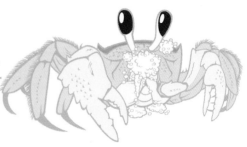

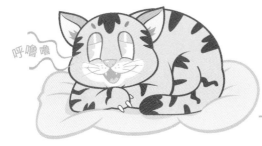

有的嗓子一直发出呼噜声或出现鼻塞。

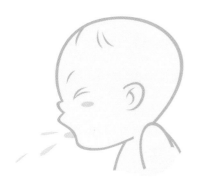

咳嗽症状也可以不突出。

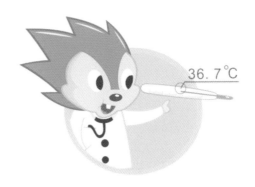

宝宝不一定都发烧。

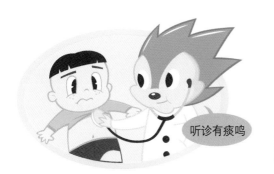

新生儿肺炎的体征一般不明显，医生听诊有时不能诊断。

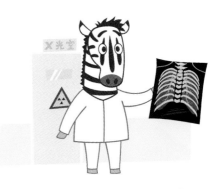

有时需要拍摄胸片（X线）诊断，才能了解病变程度。

每个肺炎宝宝的病情程度与感染的病原毒力、宝宝的免疫力及治疗过程密切相关。

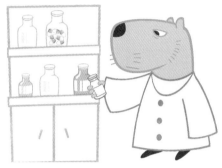

有些宝宝吃药即可好转。

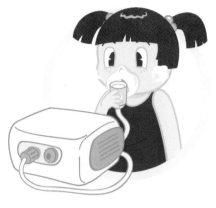

有些宝宝也需要像大孩子一样做雾化治疗。

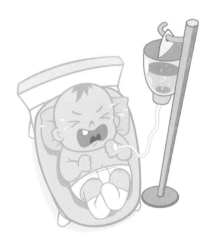

有些宝宝可能需要输液。

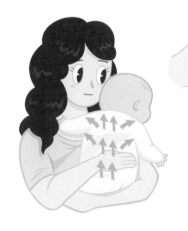

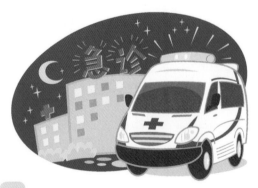

小宝宝不会像大人一样咳痰，大人可以帮助其拍背，将痰液从肺底部震上来。

肺炎重者要及时入院治疗，一定不要大意。

如果孩子喘气很快、呼吸困难或发憋，应马上去医院就诊！

快点儿走吧！不请自来的血管瘤君

普及血管瘤相关知识

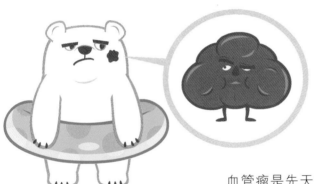

血管瘤是先天性良性肿瘤或血管畸形，多见于宝宝出生时或出生后不久，它起源于残余的胚胎或血管细胞。

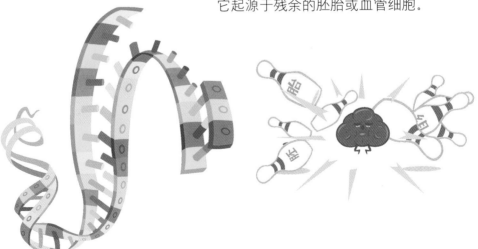

病因

人体胚胎发育过程中，特别是在早期血管性组织分化阶段，由于其控制基因片段，而导致分化异常并发展成血管瘤。

在胚胎组织遭受机械性损伤，局部组织出血造成部分造血干细胞分布到其他胚胎特性细胞中，其中一部分分化成血管样组织并最终形成血管瘤。

发生部位

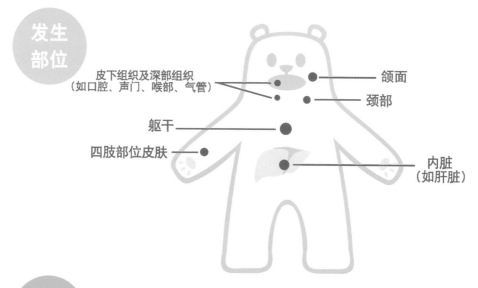

皮下组织及深部组织
（如口腔、声门、喉部、气管）

颌面

颈部

躯干

四肢部位皮肤

内脏
（如肝脏）

临床表现

血管瘤根据表现不同，分为鲜红斑痣、毛细血管瘤、海绵状血管瘤。

鲜红斑痣
（一般不突出皮面，边界清楚）

海绵状血管瘤

毛细血管瘤

危害 血管瘤的危害取决于它的生长部位、大小及组织成分。

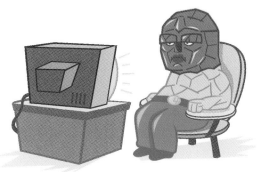

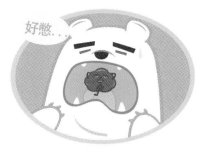

面部血管瘤：影响美容，严重者可使五官畸形。

颈部、咽喉部血管瘤：容易因进食而导致破溃，血管瘤阻塞气道可引起呼吸困难。

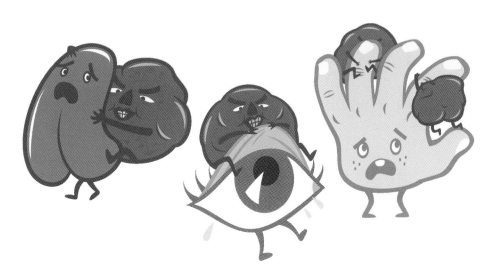

功能部位：如眼球、舌头、手指足趾及关节等，可影响这些部位的功能。

肝脏血管瘤：压迫胃、十二指肠影响消化功能，压迫肝胆引起梗阻性黄疸。

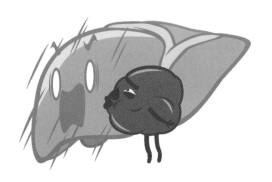

KM综合征（Kasabach-Merritt Syndrome）：为巨大血管瘤合并血小板减少，出现凝血功能障碍导致出血，病情进展迅速危及生命。

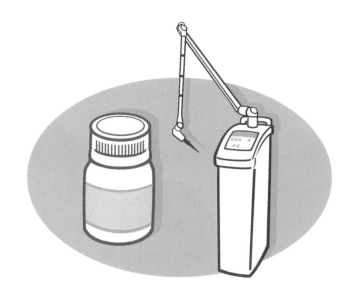

治疗 婴儿血管瘤在生后3~6个月增长迅速，但是之后有自行消退的特征，并且消退后不会有严重后遗症，所以部分患儿不需要治疗，但要密切监测。不过，对于影响美观、生长迅速、影响功能的血管瘤应请医生评估后选择合适的治疗方法。

目前用于临床的治疗措施有药物治疗（如激素、心得安、雷帕霉素等）、激光治疗、硬化剂注射、手术切除等。

手足口，怕不怕

手足口病的知识和防治办法

春天来了，夏天也不远了，手足口病又要迎来了高峰期。这种让家长闻风丧胆的疾病到底是什么样子？真的非常可怕吗？

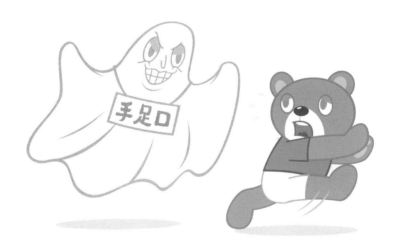

首先，介绍一下导致手足口病的最常见的病原体——柯萨奇病毒。

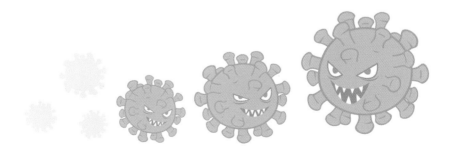

柯萨奇病毒分为A、B两组，大多数手足口病和疱疹性咽峡炎（后面简称疱咽）是A组亚型病毒导致。看到这儿，很多家长就明白了，其实手足口病和疱咽是"近亲"，发病初期的很多症状是一样的，如果疱疹最终只局限在口腔内就是疱咽，疱疹出现在手、足或臀部就是手足口病。

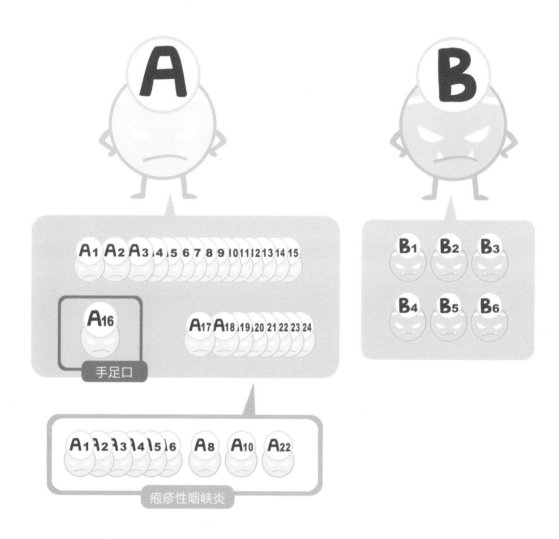

患手足口病的小朋友可以表现为高热、咽痛、流口水。

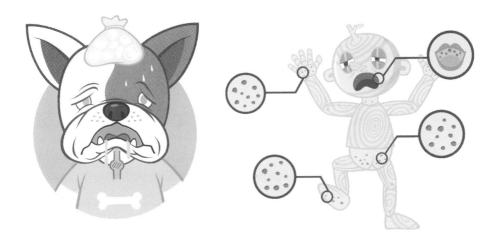

最重要的症状还是在口腔、手心、脚心、臀部长出疱疹（大部分疱疹发红）。

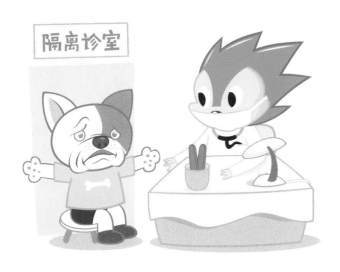

隔离诊室

绝大多数的手足口病都是轻症，出现以上症状要去儿科医院隔离门诊就诊，治疗和一般呼吸道感染一样，有合并细菌感染就应用抗生素，没有就按病毒感染给予对症治疗。

由于口腔里长了疱疹，破了以后就是小溃疡，所以孩子流口水会多，且咽痛明显，而且大多数情况会影响食欲。可以进食粥、汤面等半流食，多饮水。

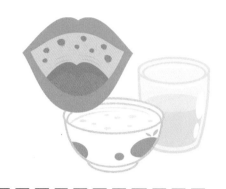

值得重视的是EV71病毒（肠道病毒71型）引起的重症手足口病（发病非常少），本病起病急，进展极快，有生命危险！所以当孩子出现精神差、嗜睡、易惊、抽搐，请立即来医院就诊！

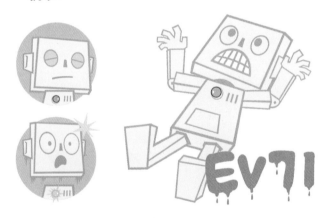

总的来说，手足口病并不可怕，它只是一个类型的病毒感染，以往每年都有流行，只是近几年病毒有变异，出现了重症手足口病，需要警惕。

但手足口病传染性极强，唾液、疱疹液、粪便等都携带大量病毒，得病的小朋友需要隔离并休息，避免去人多的地方引起交叉感染。

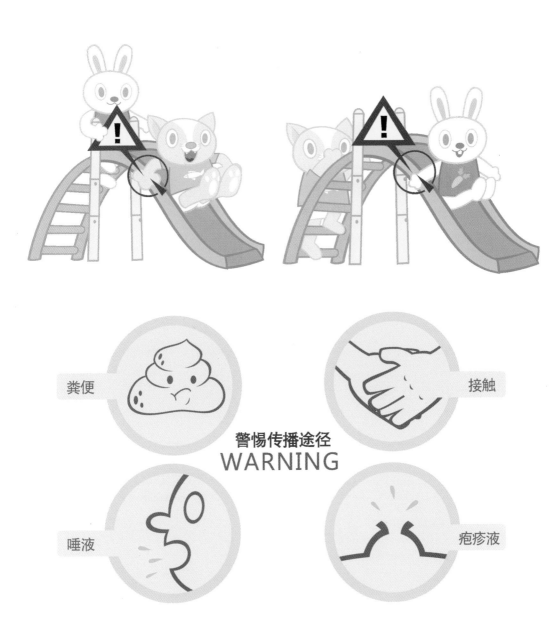

粪便

接触

警惕传播途径
WARNING

唾液

疱疹液

虫虫特工队

蛔虫记

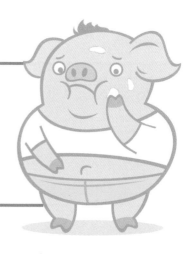

　　猪宝宝的脸上最近长了一些圆形或椭圆形的斑点，不突出于皮面，外圈是粉红色的晕，中间为白斑，上面有细小的鳞屑，有时略有痒感。小猪去医院检查后才知道，是长了蛔虫斑。

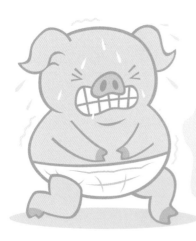

　　猪小胖最近肚子总是拧着疼，疼得很厉害，有时出一身的大汗，只能蜷着身子。感觉发作不是很频繁，几天到十几天疼一次。

猪小弟最近变瘦了，总是乏力，而且还爱啃墙皮、土块什么的（异食癖），是什么原因啊……

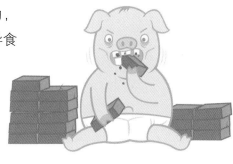

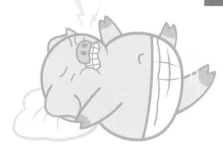

猪小圆最近总是多动、烦躁，晚上睡觉也总是磨牙，难道也是肚子里有虫吗？

让小刺猬医生来给你们讲一讲吧！

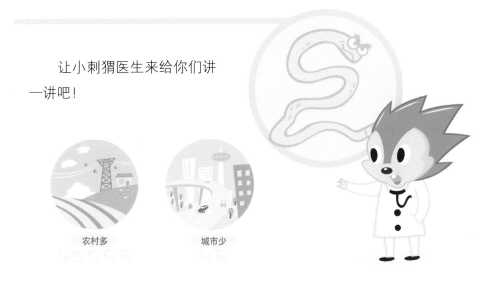

农村多　　　城市少

以上症状都是蛔虫症较重时的表现。大多数孩子感染蛔虫后，身体一般仅有单一方面的症状，而且程度较轻，请家长及孩子不要紧张、焦虑。近年来，由于卫生条件的改善及集体投药，蛔虫感染率已显著下降，尤其在大城市，已极少能从儿童粪便中检测出虫卵。

儿童是怎么感染上蛔虫的呢？

蛔虫每天可产卵约24万个，经口吞入感染期虫卵是儿童感染蛔虫的主要途径。使用未经无害化处理的人粪施肥，儿童随地大便，是蛔虫卵污染土壤、地面、蔬菜的主要方式，卫生习惯不好或生吃被污染的蔬菜，虫卵很容易被带入口中。

接触被虫卵污染的玩具或日常用品

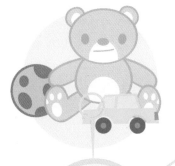

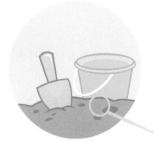

接触被虫卵污染的土壤

寄生虫的主要传播途径

饮用被虫卵污染的水

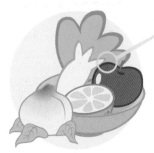

食用被虫卵污染的蔬果

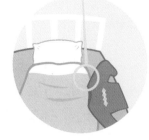

接触沾有虫卵的被褥或衣物

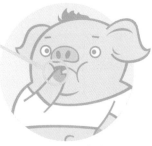

吸吮被虫卵污染的手指

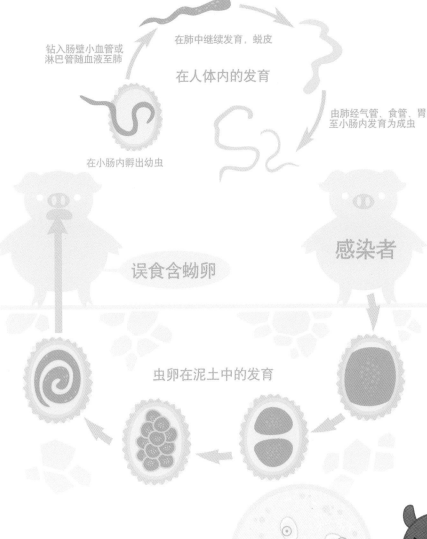

钻入肠壁小血管或淋巴管随血液至肺

在肺中继续发育，蜕皮

在人体内的发育

由肺经气管、食管、胃至小肠内发育为成虫

在小肠内孵出幼虫

感染者

误食含蚴卵

虫卵在泥土中的发育

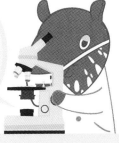

若怀疑孩子有蛔虫症，但却没有吐虫或排虫的病史，应去医院检测大便，查虫卵。

◎ 治疗

　　驱虫药：阿苯达唑（也叫肠虫清），每片200毫克，2岁以上儿童一次服用2片。一般情况下只服用1次，治愈率可达到96%，副作用轻微。2岁以下幼儿慎用。

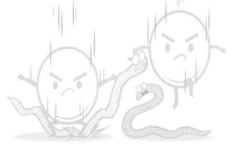

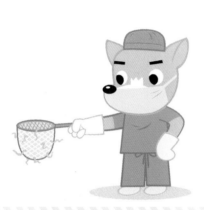

　　外科手术治疗：若蛔虫引起肠梗阻或胆道蛔虫嵌顿，应立即手术。

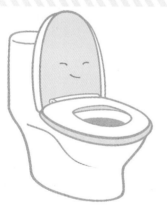

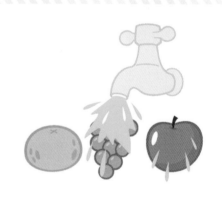

◎ 预防

　　加强粪便管理，养成良好的卫生习惯，不随地大便，饭前便后洗手，勤剪指甲，不食不清洁的瓜果、蔬菜等。

"烧晕"的宝宝

谈谈高热惊厥

每个小朋友在成长过程中都出现过发热，引起发热的原因多种多样。

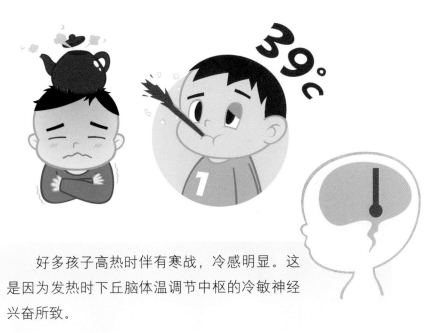

好多孩子高热时伴有寒战，冷感明显。这是因为发热时下丘脑体温调节中枢的冷敏神经兴奋所致。

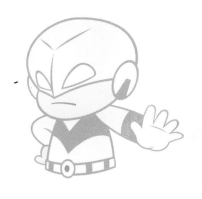

很多家长发现，发热时宝宝的手脚却是冰凉的。

这是因为发热时循环末梢血管痉挛性收缩所致。

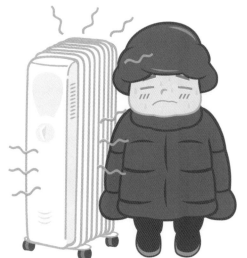

"捂"的另一种民间理论就是捂出大汗，发热自然就退了。

当宝宝出现以上情况时，有些家长误以为宝宝冷，就拼命给宝宝多穿衣服、多盖被子。

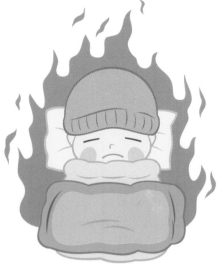

这种做法其实非常不妥！在孩子高热时再捂上衣被无异于火上浇油，极易引起高热惊厥（俗称"抽风"）！

一般惊厥表现为双眼上翻或发直，口周发青，意识丧失，四肢僵直或抽动，有时伴有大小便失禁。

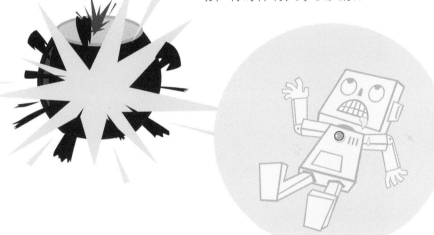

典型的高热惊厥具有以下几个特点：

- 一般在高热时出现，尤其是发热24小时内。
- 好发年龄在6个月至3岁。3个月以内、5岁以上较为少见。
- 一般抽搐持续时间为数秒或数分钟，可自行缓解。
- 一般一次病程仅单次发作，多次反复发作少见。
- 一般抽搐结束后孩子情况如常，精神、智力及运动均不受影响。

　　家长请勿自行评估孩子抽搐是否为单纯高热惊厥，需携患儿至医院就诊，由医生评估孩子情况，安排下一步化验检查，如CT、脑电图、腰椎穿刺等。

　　右图腰椎穿刺为解剖示意图。腰椎穿刺为常见检查项目，请家长正常对待，无须过分担心害怕。

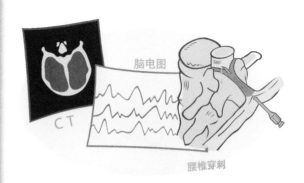

脑电图

CT

腰椎穿刺

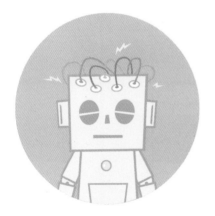

　　预防高热惊厥最好的方法就是积极正确地退热。体温38.5℃以上，既往有惊厥史的孩子体温达38℃，可服用退热药，同时进行物理降温，如给孩子少穿衣服、全身擦浴或温水洗澡等。

　　单纯的高热惊厥预后良好，一般不遗留后遗症，但需要由医生排除中枢神经感染（脑炎）、中毒性脑病、电解质紊乱、癫痫等疾病。

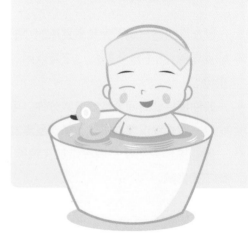

食物相关性腹泻原因之一

乳糖不耐受

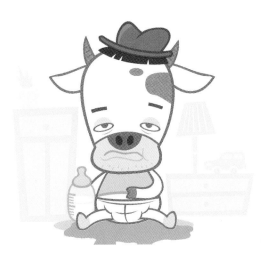

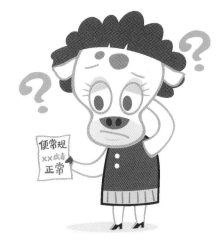

奶牛仔总是大便特别稀，每天次数还很多。

妈妈带着奶牛仔去了好几次肠道门诊，化验了好多次大便，医生都说没问题。

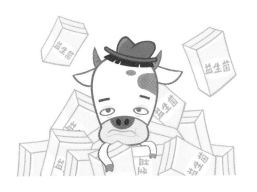

也给奶牛仔吃了益生菌，但还是不见好，宝宝的体重都不怎么增长了！

这种情况要警惕乳糖不耐受！

那什么是乳糖不耐受呢？

乳糖不耐受是由于小肠黏膜乳糖酶分泌减少，不能完全消化分解母乳或牛乳中的乳糖，所引起的非感染性腹泻。

母乳和牛乳中的糖类主要是乳糖，新生儿和婴幼儿的主要食物是母乳或配方奶，所以，发生乳糖不耐受的情况相对突出。

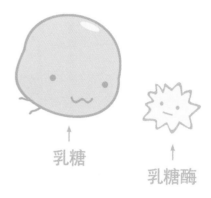

乳糖　　　　　乳糖酶

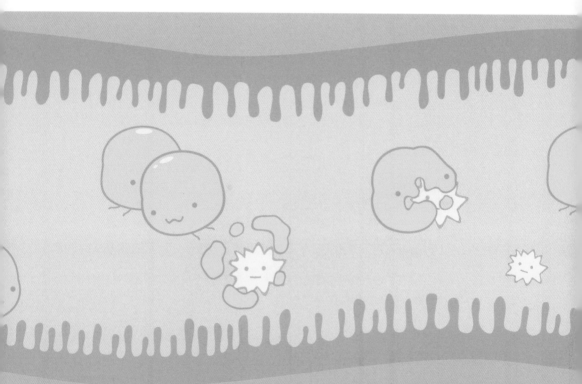

哪些因素会引起乳糖不耐受呢?

先天性乳糖酶缺乏 由于乳糖酶先天性缺乏或活性不足引起。这类乳糖不耐受的发生率与种族和遗传有关。我国新生儿的乳糖不耐受大多属于这种情况。乳糖酶缺乏的量和活性程度具有个体差异,所以每个宝宝表现出的症状程度也有差异。

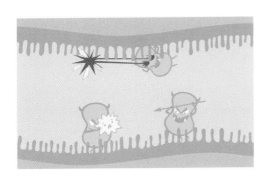

继发性乳糖酶缺乏 肠道感染时,肠道黏膜受到损伤后会导致乳糖酶缺乏,出现继发性乳糖不耐受。有些宝宝在发生肠道感染后病情已控制,但大便仍迟迟不见好转,则大多属于此类情况。

成人型乳糖酶缺乏 随着年龄的增长,到一定年龄后,乳糖酶活性下降或消失,可以发生腹泻。

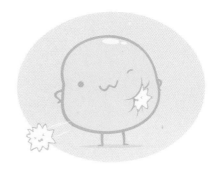

哪些是乳糖不耐受的症状特点呢？

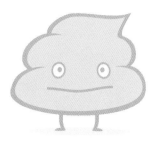

1.大便次数增多，每日数次至10余次。

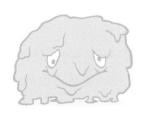

2.大便性状改变，呈黄色或黄绿色稀糊便，或黄色稀水便，泡沫多。

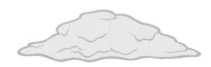

3.出现吐奶及不同程度的腹胀，并伴有哭闹。

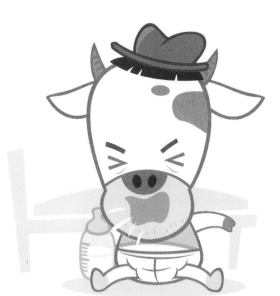

4.严重病例发生生长迟缓，甚至脱水、酸中毒。

哪些检查可以帮助诊断？

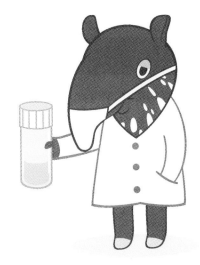

- 便常规化验阴性。
- 尿半乳糖检测阳性。

应该如何进行治疗呢？

1.如果大便性状有改变，但是大便次数不多，且不影响生长发育，则无须特殊治疗。

2.如若大便次数增多明显，且体重增长缓慢，那么需要辅助治疗，可以添加乳糖酶服用或更换无乳糖奶粉喂养。

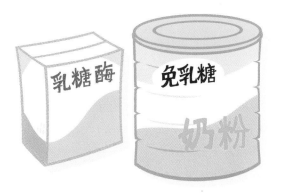

食物相关性腹泻原因之二

婴儿过敏性肠病

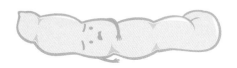

过敏性肠病指由食物过敏反应引起的胃肠功能紊乱，是免疫系统参与的对食物的不良反应。新生儿及婴儿的肠道免疫系统尚未成熟，肠道黏膜屏障功能不完善，容易对外来食物产生过敏反应。

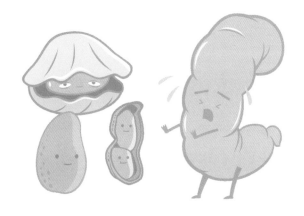

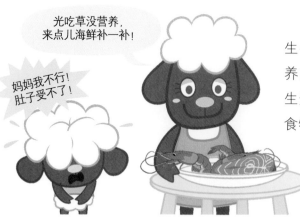

光吃草没营养，来点儿海鲜补一补！

妈妈我不行！肚子受不了！

人工喂养的孩子可发生牛奶蛋白过敏；母乳喂养的孩子除了可对蛋白发生过敏，对母亲饮食中的食物也可产生过敏反应。

症状 程度轻重不一，病情较重的宝宝，由于迁延不愈，可引起体格生长发育落后，免疫力下降而易发感染。

腹泻：大便频次增多，性状改变。

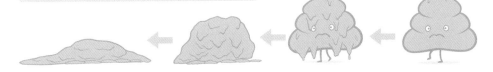

便血：大便带血丝。

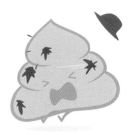

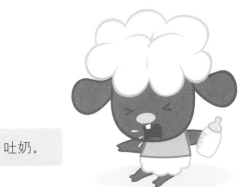

吐奶。

肠绞痛

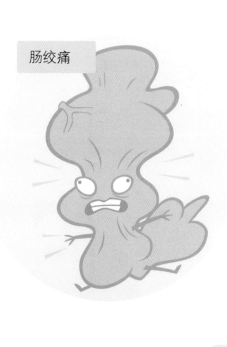

腹胀

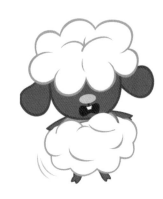

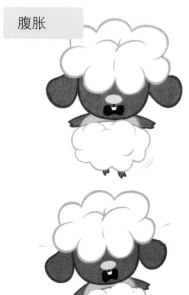

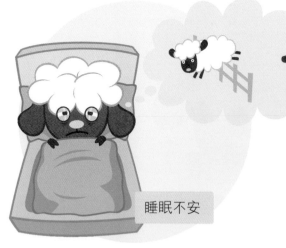

睡眠不安

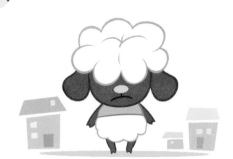

诊断 目前尚没有化验检查确诊婴儿过敏性肠病的〝金标准〞，医生主要还是根据喂养情况、症状、排便情况、大便性状等做出临床判断。食物回避（停服普通配方奶粉或某些食物，症状得到改善）是很好的明确诊断的方法，另外，也可以进行血过敏原检测，但是要排除感染因素、遗传代谢异常、炎症性肠病、先天性解剖结构异常等情况。

特别要注意的是，对于新生儿或小婴儿，大便化验有少量的白细胞和红细胞，不要轻易诊断为感染而使用抗生素，而要考虑肠道过敏问题。

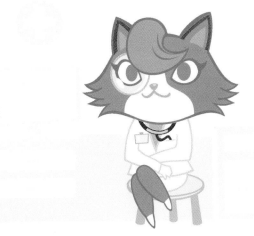

治疗

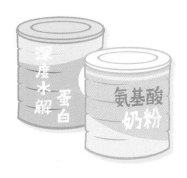

1.母乳喂养宝宝：母乳中的某些食物成分的确可以引起新生儿或小婴儿肠道过敏，适当限制妈妈在哺乳期的饮食可能会起到缓解肠道过敏症状的作用。若仍不能缓解，可考虑应用深度水解蛋白奶粉或氨基酸奶粉。

2.人工喂养的宝宝：更换深度水解蛋白奶粉或氨基酸奶粉，待宝宝病情稳定、生长发育良好后再逐步恢复普通配方奶粉喂养。

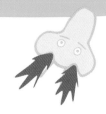

鼻血流不止

谈小儿流鼻血的原因和处理方法

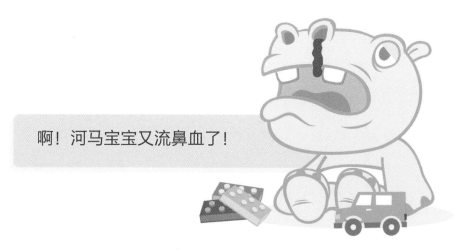

啊！河马宝宝又流鼻血了！

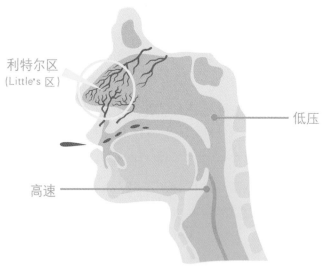

利特尔区
(Little's 区)

低压

高速

有的宝宝从嘴里"吐"出或"咳"出血，其实很多也是鼻腔出血经鼻道流入口中再吐出来的。如图所示，可以看出鼻血是如何流入口腔的。

为什么有的宝宝总是很容易流鼻血呢？流鼻血会不会有危险？会不会是白血病呢？因为电视里总是这样演的嘛。那么，小刺猬医生就来帮大家讲解一下流鼻血（鼻衄）的常见、少见原因，以及一般的处理方法。

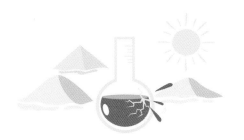

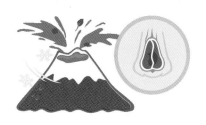

常见原因一

鼻腔过于干燥，里面的毛细血管破裂，导致出血。实际上90%的流鼻血现象都是由于血管破裂而导致的血管性出血。

常见原因二

鼻中隔偏曲：鼻中隔偏曲的凸面处黏膜较薄，空气气流的流向在此处发生改变，故黏膜变得干燥，导致血管破裂出血。

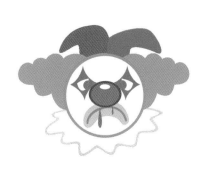

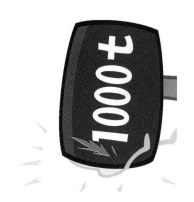

常见原因三

鼻部的炎症：如鼻炎、鼻窦炎，炎性刺激可引起鼻黏膜损伤，从而导致出血。

常见原因四

鼻部损伤：如跌伤、撞击、挖鼻等，易引起鼻出血。另外，在潜水、高空飞行中，鼻腔的内外压力突然发生改变，也会使鼻窦内黏膜血管扩张破裂出血。

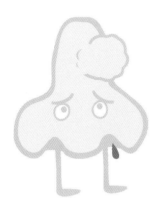

少见原因一

鼻腔、鼻窦的血管瘤，息肉或恶性肿瘤。

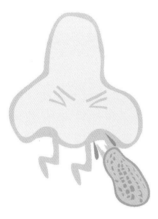

少见原因二

鼻腔异物：异物长时间在鼻腔内会损伤鼻腔黏膜，引起出血。

少见原因三

全身出血性疾病：如凝血因子缺乏、血小板减少症或血液恶性疾病等。

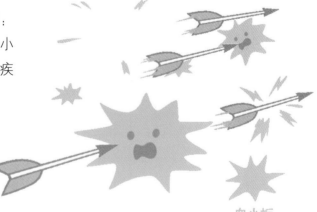

血小板

当鼻子流血时，应保持情绪稳定，切勿慌张，并迅速处理鼻出血，避免失血量多造成危险。

① 保持正确的体位
头部应保持正常直立或稍向前倾的姿势。这样可以避免鼻腔的血流向咽喉部而被吞入食道或呛入气管。

② 局部压迫止血
儿童最常见的鼻出血位置是在鼻孔内侧2厘米外的鼻中隔黏膜上。可用双手紧捏住双侧鼻翼或将出血方鼻翼紧压向鼻中隔10～15分钟。

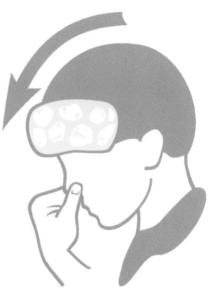

③ 冷敷
可用冰袋或湿冷毛巾敷前额或颈部，使血管收缩，减少出血。

④ 寻求耳鼻喉专业医生处理
若鼻出血量大，或压迫鼻翼不能止血，需要及时到医院就诊，及时请耳鼻喉医生处理，避免因失血过多造成失血性休克。

⑤ 饮食均衡
日常生活中饮食要均衡，多摄入富含维生素类的食物，多饮水，家长要制止孩子挖鼻等刺激鼻部黏膜的不良行为。

过敏季里的过敏宝宝

讲讲小儿常见过敏反应

本小节让我们学习一下过敏的小常识。
哪些情况和症状与过敏有关呢？

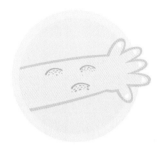

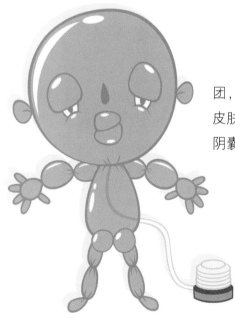

过敏性皮炎： 红色斑丘疹、风团，伴有痒感，严重有大疱，可以有皮肤肿胀，如在眼睑、口唇、包皮、阴囊等位置，甚至皮肤发亮。

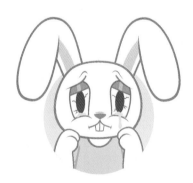

过敏性结膜炎：结膜充血、眼痒、流泪、分泌物增多。

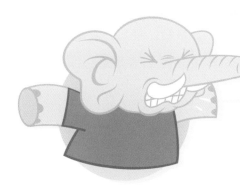

过敏性鼻炎：阵发性喷嚏、流清涕、鼻塞、鼻痒，部分伴嗅觉减退。

过敏性咽炎：咽喉红肿、疼痛、发痒，并伴有干咳。

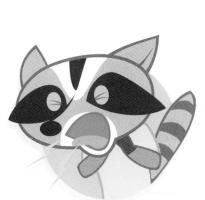

过敏性咳嗽：持续或反复超过1个月的咳嗽，以干咳为主，夜间或晨起明显，应用抗生素及止咳药物无效。

以上5种过敏症状可以一种或多种同时存在。那么，哪些因素可以导致过敏呢？

药物：常见为抗生素，退热药、镇静药，有些中药也可以导致过敏。

食物：牛奶、鸡蛋、鱼虾、花生、豆类、坚果、菠萝、杧果、桃子等。

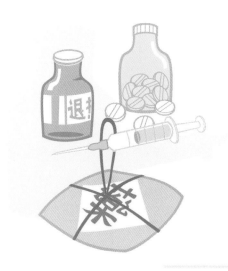

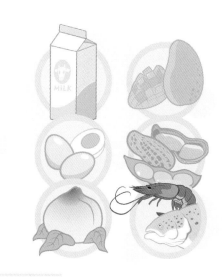

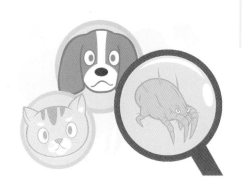

动物性因素：动物的皮毛和毛屑、尘螨等。

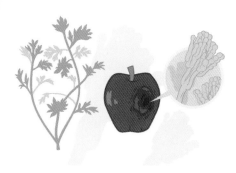

植物性因素：艾草、蒿草、豚草，生活垃圾霉烂产生的霉菌及孢子。

化学性因素：粉尘、油漆、涂料、厨房油烟、煤气、香料、杀虫剂等。

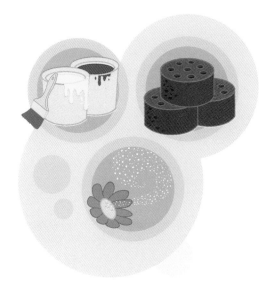

气候因素：冷空气、空气潮湿、雾霾等。

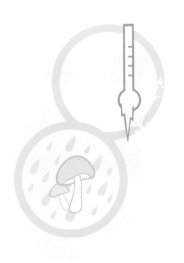

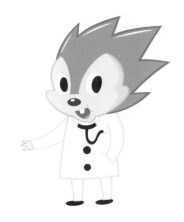

发生过敏反应我们该如何处理呢？首先，远离致敏物质，如停用致敏药物、食物，脱离致敏环境；其次，在医生的指导下，服用抗过敏药物及对症治疗。

小儿常见外伤系列之一

热力烧伤

生活中常见的外伤

包括烧烫伤、挫伤、扭伤、刺伤、割伤、骨折、动物咬伤、蜇伤等。

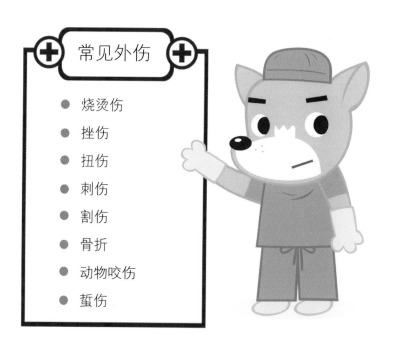

常见外伤

- 烧烫伤
- 挫伤
- 扭伤
- 刺伤
- 割伤
- 骨折
- 动物咬伤
- 蜇伤

本节着重介绍外伤中的热力烧伤。

由热力所引起的组织损伤统称烧伤，如火焰、热液体、热蒸汽、热金属等。

好多家长认为管理好孩子不玩火、远离煤气灶、不去烧烤等就能避免热力烧伤。其实不然。隐藏在生活中的"潜在凶手"着实不少，而且往往和我们的日常生活密切相关，以至于我们常常忽略掉它们的危险，如烟花、打火机、炉灶、热水、饮水机、热汤、火锅、洗澡水、电饭锅、烤箱等。

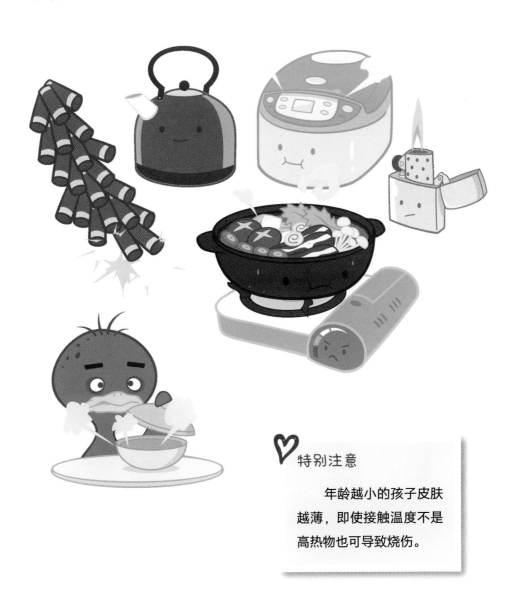

♥ 特别注意

　　年龄越小的孩子皮肤越薄，即使接触温度不是高热物也可导致烧伤。

烧伤的分度

烧伤深度

Ⅰ度 伤及皮肤表层浅层，不损害生发层，表面呈红斑状、干燥，有烧灼感。

浅Ⅱ度 伤及皮肤的生发层、真皮乳头层，局部红肿明显，有水疱形成，水疱皮剥脱后创面红润、潮湿、疼痛明显。

深Ⅱ度 伤及皮肤的真皮层，介于浅Ⅱ度和Ⅲ度之间，深浅不一致，也可有水疱，但是疱皮去除后，创面微湿、红白相间，痛觉较迟钝。

Ⅲ度 全皮层烧伤甚至达到皮下、肌肉或骨骼，创面无水疱，呈蜡白或焦黄色甚至碳化，痛觉消失。

烧伤病情的评估又根据烧伤部位的严重程度和烧伤的面积不同分为轻、中、重三度。

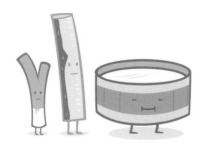

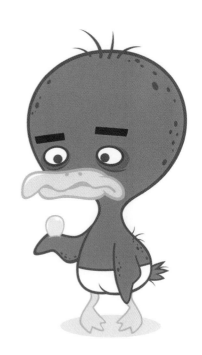

热力烧伤处置

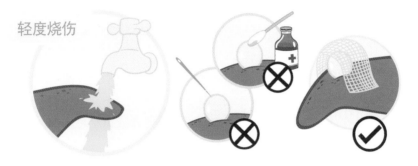

轻度烧伤

　　需先用冷水冲洗创面20分钟左右，这样可以缓解疼痛，减轻红肿现象，同时还可以预防水疱。如果水疱出现，不要弄破，也不要涂抹药水，而是覆盖一层干净、无绒的消毒纱布。

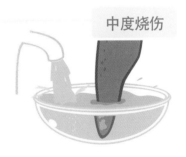

中度烧伤

　　不能直接用冷水冲洗，而是将创面放在冷水盆中，用流动的自来水帮助冷却20~30分钟，可减轻痛苦，避免深层组织受到伤害。

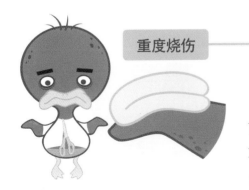

重度烧伤

　　不可直接脱去衣服，而是用剪刀剪掉创面衣物，并且在上面覆盖浸了凉水的被单或者毛巾，注意不可摩擦创面，以免溃烂继发感染。

小儿常见外伤系列之二

割刺挫伤的预防和紧急处理

本节小刺猬医生继续为大家介绍意外伤害中最常见的外伤，包括这些不同种类外伤的预防、紧急处理和预后。

生活中常见的外伤包括烧烫伤、挫伤、扭伤、刺伤、割伤、骨折、动物咬伤、蜇伤等，这里着重介绍一下割刺挫伤。

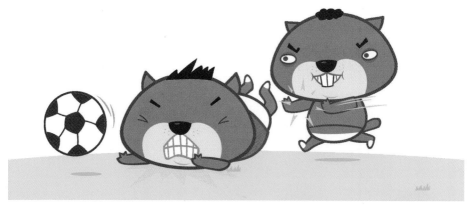

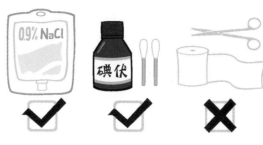

表皮擦伤 只需用生理盐水冲洗，再用碘伏消毒，无须包扎。

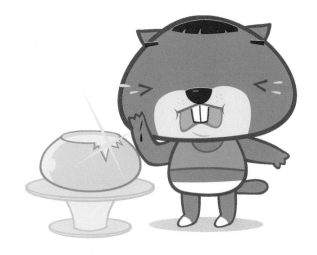

割伤

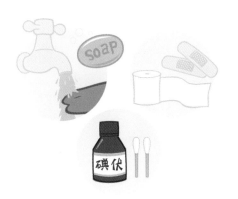

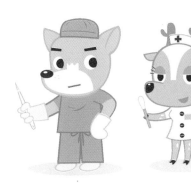

1.伤口不深者

清水（或淡盐水）和肥皂清洗患处；碘伏消毒；创可贴或消毒纱布敷盖患处。注意伤口要透气，不能包扎得太紧。

2.伤口严重者

及时送到医院进行伤口处理，必要时缝合。还需肌注破伤风抗毒素或破伤风免疫球蛋白。

刺伤 被针、钉子、木刺等锐利的物品刺伤，通常会有少量出血，易引起炎症，而且伤口因为又窄又深，细菌不易被排出。处理时需挤压伤口，让少量血液流出，这样细菌也随之排出。

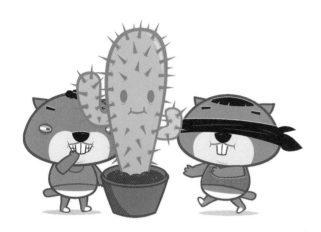

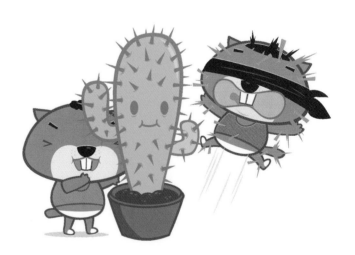

无论刺伤伤口的大小，都有感染破伤风的危险，必须及时到医院就诊。

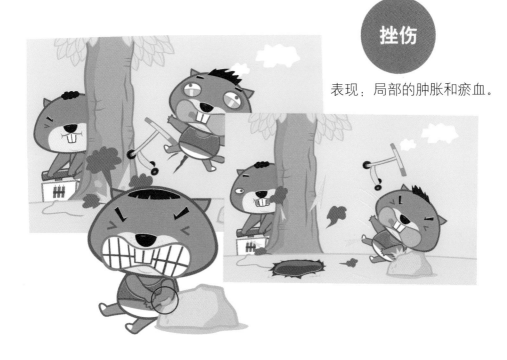

挫伤

表现：局部的肿胀和瘀血。

处理

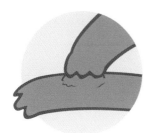

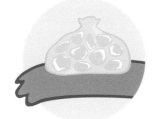

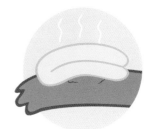

发生挫伤后，应立即用手掌紧紧压迫受伤部位5分钟，压迫面积要大于受伤面积。这样能直接减少出血，加快凝血过程，预防皮下瘀血、水肿。

发生瘀血24小时内应该冷敷以减轻肿胀及疼痛。具体方法为敷20分钟，停20分钟，反复进行2～3小时。

发生瘀血24～48小时后可用温水热敷患处，以促进局部血液循环，加速瘀血消散。

头颅外伤

观察24小时：头部着地跌倒或被硬物碰撞头颅，即使无任何症状也需安静休息，观察至少24小时。

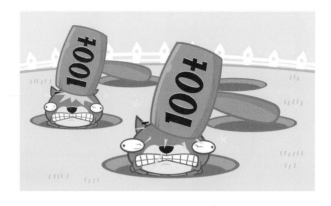

详细检查头颅：用手摸清是否有局部的骨板凹陷。

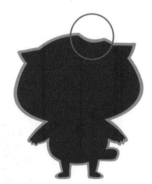

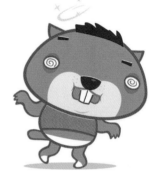

危险信号——外伤后呕吐。可能是颅内出血引起的颅高压所致，须立即送急诊，切莫拖延。

观察精神状态和活动：当出现与平时不同的变化时则要考虑脑实质损伤。

观察四肢活动：若发现孩子某一侧肢体活动不灵活，或不能活动，有可能仅仅是肢体损伤，但也有可能是头颅外伤的严重表现。

小儿常见外伤系列之三

冷静处理扭伤骨折、猫狗咬伤及蜂蜇伤

小朋友活泼好动，各种意外伤害也伴随而来，让我们来继续学习一下如何应急处理吧！

扭伤 扭伤是指关节或软组织（如肌肉、肌腱、韧带、血管等）损伤，损伤部位疼痛、肿胀和关节活动受限。扭伤大多发生在踝、膝、腕、肘、腰髋等处。

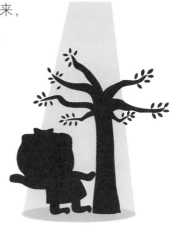

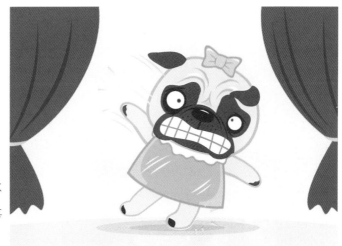

运动、姿势不当、跌倒、牵拉等行为易致扭伤。

扭伤表现：由于某些肌肉纤维、韧带断裂或损伤，引起疼痛，伤处肌肤发红或青紫。

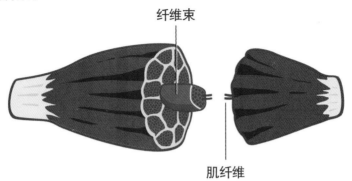

纤维束

肌纤维

运动伤害五项原则：

- 保护——不要引发再次伤害。
- 休息——为了减少疼痛、出血、肿胀并防止伤势恶化。
- 冷敷——止痛、收缩血管。
- 压迫——减少出血、肿胀。
- 抬高——减少出血、肿胀。

危险因素：年龄小的宝宝好动、自控力差，探索意识强，危险意识差。当他们处于复杂的环境中时，如马路上、游乐场，这些地方易发生危险意外，父母更应注意保护宝宝安全。

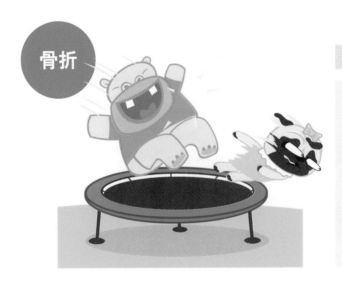

骨折

骨折的常见原因：

- 跑步、走路摔倒（追逐打闹）。
- 运动损伤。
- 滑梯、蹦床摔伤。
- 滑板、滑冰摔伤。
- 骑自行车摔伤。
- 高空坠落摔伤。

骨折的特有体征：

- 畸形：骨折段移位可使患肢外形发生改变，主要表现为缩短、成角或旋转畸形。
- 异常活动：正常情况下肢体不能活动的部位，骨折后出现不正常的活动。
- 骨擦音或骨擦感：骨折后，两骨折端相互摩擦时，可产生骨擦音或骨擦感。具有以上骨折特有体征之一，即可诊断骨折。

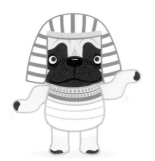

骨折急救，5大原则：

抢救生命
伤口处理
妥善固定
必要止痛
迅速转运

动物咬伤

伤口处理：

立即对伤口进行清洗消毒。

先用3%～5%的肥皂水或流动的自来水充分冲洗；若伤口较深，则须将注射器伸入伤口内进行灌注清洗，应尽可能去除所有的动物涎水；冲洗时间不低于15分钟。

冲洗后用酒精消毒，然后用碘伏擦洗伤口。

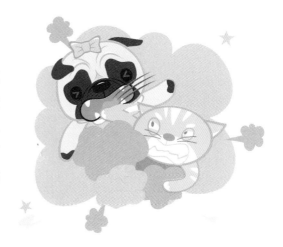

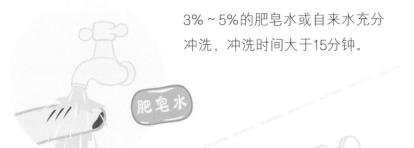

3%～5%的肥皂水或自来水充分冲洗，冲洗时间大于15分钟。

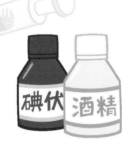

若伤口较深，则须将注射器伸入伤口进行灌注清洗。清洗后用酒精消毒，然后用碘伏清洗伤口。

动物咬伤注射狂犬病疫苗

- 一般咬伤：共5次——第0、3、7、14、30天。
- 严重咬伤：共10次——前6天每天一针，第10、14、30、90天各一针。
- 一年内再次咬伤者，第0、3天各接种一次；超过3年被咬者需重新接种。

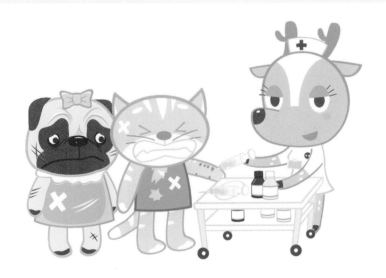

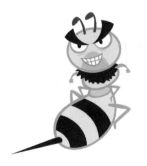

蜂蜇伤

蜂刺中毒：蜂尾的毒刺和蜂体后数节的毒腺相通，蜂蜇人时毒刺刺入皮肤，随即将毒汁注入蜂刺致皮肤中毒。蜜蜂毒汁有两种，一种是大分泌腺分泌的酸性毒汁；另一种是小分泌腺分泌的碱性毒汁，含有神经毒。

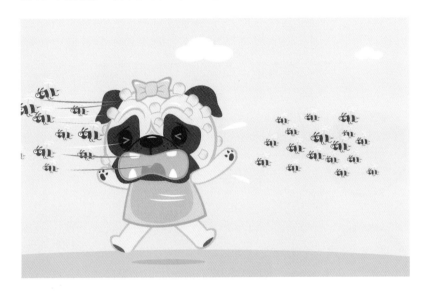

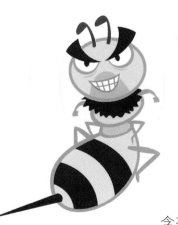

黄蜂的毒汁毒性更强，除含有组胺外，还含有5-羟色胺、胆碱酯酶、缓激肽、透明质酸酶、蚁酸等，故刺入皮肤后释放出的毒汁可引起人体严重的全身变态反应。

蜜蜂蜇伤：尾刺刺入皮内，局部反应较轻，表现局部灼痛、红肿，蜇伤的中心可见一黑色小点，即为残留的蜂刺，可引起局部化脓。

黄蜂蜇伤：尾刺不会进入皮内，但局部症状较重，患处疼痛明显，刺点红肿，有时起水疱或在刺点周围有出血点。全身反应可出现发热、头晕、恶心、呕吐等轻度反应，严重者口唇麻木、视物不清、晕倒、昏迷，以致痉挛、休克、肺水肿及呼吸麻痹，可于数小时至数日内死亡。有过敏体质的人即使单一蜂蜇伤，也可引起荨麻疹、水肿、哮喘或过敏性休克。

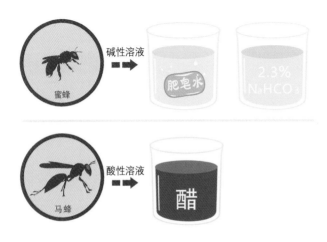

急救措施：中和毒素——蜜蜂蜇伤外敷弱碱性溶液，如肥皂水、2.3%碳酸氢钠；黄蜂蜇伤外敷弱酸性溶液，如用醋中和。

取出蜂刺：蜜蜂蜇伤后毒刺易折断在皮内，因此被蜜蜂蜇伤后应检查患处有无毒刺折断在皮内。其他蜂蜇伤一般不折断毒刺。检查患处有无毒刺时，在家中可用小针挑拨或胶布粘贴取出蜂刺，医院可用镊子拔出断刺。

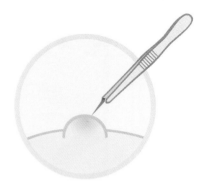

局部症状较重者或有全身症状者，需尽快到医院进行进一步处理。

"饼干房子"
也不能乱吃哦

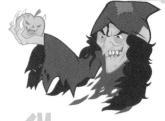

谈小儿误服中毒

在宝宝学会走路以后，同时又是口欲期，好奇心极强，喜欢用嘴探索一切事物，在宝宝眼里，一切都是可吃的。

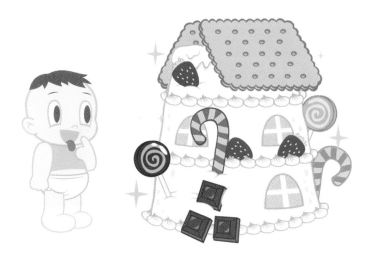

对宝宝来说，一切都是可以放进嘴里的，然后——吃掉。

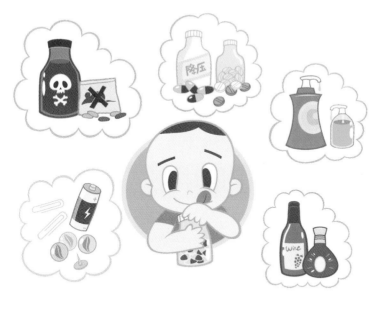

宝宝探索的范围之广，食谱之杂是绝对超过家长的想象的。

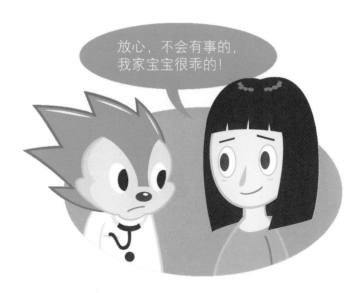

　　有的家长认为很多药品都是放在药瓶里，甚至是抽屉里，而那些化学成分的洗涤用品味道难闻，宝宝是不会尝试的，所以一切很安全。其实，这些都是小刺猬医生和同事们在医院亲身碰到过的病例，有些甚至是血淋淋的例子。宝宝的个体差异大，活动力、好奇心都极强，又喜欢模仿大人，所以千万不要低估他们的行动力，不可掉以轻心。

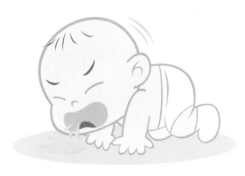

如果发现孩子误服了异物或毒物，首先应确定其是否真正咽下，大致判断误服了多少，并将口腔内的残余物清洗干净。如果孩子呕吐了，看看呕吐出多少药物。

注意：强酸、强碱等腐蚀性物品不可催吐。

带着剩余药品、孩子呕吐物立即去医院就诊，越快越好。

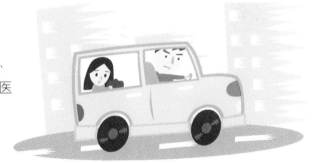

来到医院立即到急救室就诊，向医生说明大致情况，描述清楚误服毒物的大概时间、种类、性质（最好能出示剩余毒物）、误服量，医生会根据情况立即予以洗胃（除少数误服腐蚀性物质外）。

注意：洗胃会有不适感，但对于清除毒物，防止毒物进一步吸收十分重要，请家长配合。

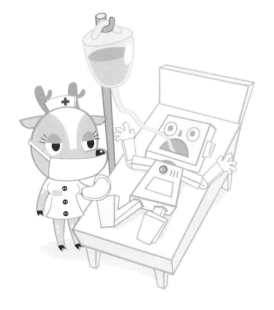

成分明确的部分毒物，医生会对症予以解毒剂，但成分不明的需抽血送检毒物筛查，以明确毒物的成分和浓度（每个城市都有指定的毒检医院）。

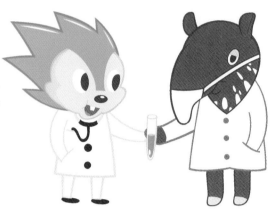

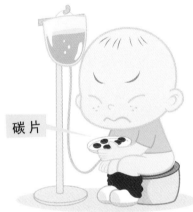

碳片

病情轻的小朋友可以不用住院，输注一些液体促进药物代谢，多排尿、多排便，促进毒物排出，口服一些药物吸附毒物。

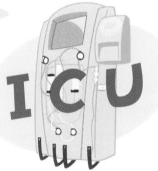

病情重的患儿需紧急住院，毒性剧烈的甚至需要血液滤过治疗。

误服毒物的预后取决于误服物品的种类（毒性）、剂量以及是否及时到医院进行有效的治疗。

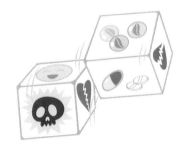

很多毒物会对宝宝的重要脏器造成损伤，如心、肝、脑、肾，紧急处理完需长期随诊监测。

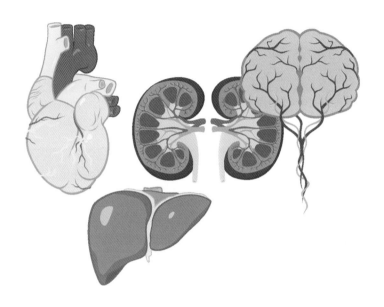

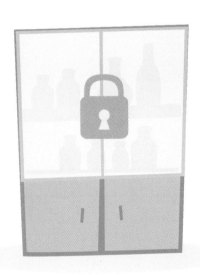

其实，防止小儿中毒最重要的是防患于未然，妥善收纳好各种药品、酒类、化妆品、洗涤用品等一切可能被孩子误服的物品，应将这些物品放置于孩子触摸不到的地方。

肝病不等于传染性肝炎

浅谈儿童肝病

有些孩子在体检或某次生病检查中发现肝功能异常（肝酶升高），家长第一个反应就是，坏了，得肝炎了？传不传染？是不是很严重？今天我们就来谈谈儿童肝病。

儿童肝病主要分为两部分，一个是肝酶升高，一个是肝脏增大。肝酶轻度升高不一定代表存在很严重的问题，但如果肝脏增大明显，很可能和一些慢性疾病或者代谢性疾病有关系。

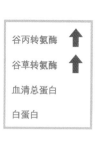

谷丙转氨酶 ↑
谷草转氨酶 ↑
血清总蛋白
白蛋白

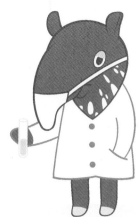

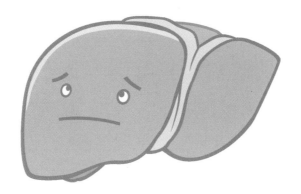

目前儿童的肝功能检测标准主要参照成人，即谷丙转氨酶、谷草转氨酶均以40 U/L为界限。肝酶升高，提示存在肝脏损害。一般来说，肝功能异常按程度来说，分为轻、中、重3个级别。40U/L～80U/L为轻度损害，80U/L～120U/L为中度损害，大于120U/L为重度损害。转氨酶中、重度升高，尤其重度升高，要积极处理干预。

关于
病因

1. 感染性因素

家长看到转氨酶升高，往往想到的是传染性肝炎，比如甲型肝炎病毒、乙型肝炎病毒等，往往焦虑于是否传染的问题上。其实，儿童肝脏损害的原因，占第一位的并不是传染性肝炎病毒导致。

① 在婴儿中，引起肝脏损害的最常见原因是巨细胞病毒（CMV）。

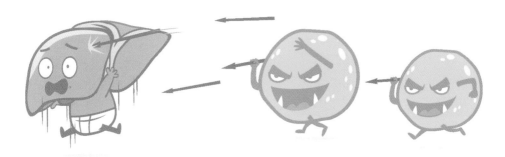

② 年长儿，EB病毒（EBV）可能是大部分肝酶异常的原因。

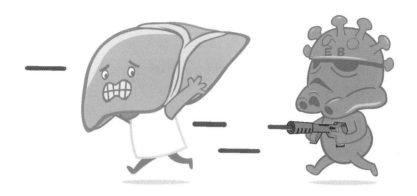

其他病毒感染，比如肠道病毒、单纯疱疹病毒、流行性腮腺炎病毒等都可以引起肝脏损害，但这些病毒引起的肝病临床表现可能相对会轻一些，也比巨细胞病毒、EB病毒引起的感染好治疗一些。

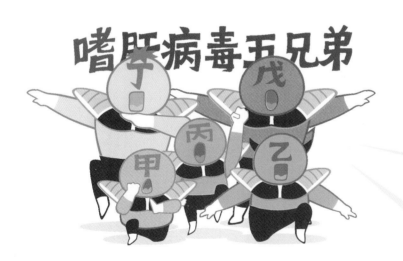

③ 引起"传染性肝炎"的嗜肝病毒，如甲、乙、丙、丁、戊型肝炎病毒，在儿童中的发病率要低于前述的其他病毒，除非有明确的接触史，比如家庭中有传染性病毒肝炎患者、有血制品应用史，否则传染性病毒肝炎不作为儿童肝病的首先考虑因素。

④ 其他病原体，如细菌、支原体等也会引起肝功能异常，但这种肝脏损害往往会随着原发感染的治疗而逐渐恢复。

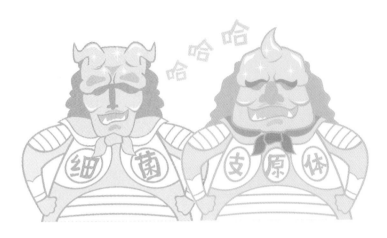

2.药物因素

在很多成人医院肝病科的统计中，药物性因素是引发肝病的首要因素。药物因素也逐渐占据儿童肝损害原因的第二位。不合理用药、超剂量用药、长期用药，均可引起转氨酶的升高。

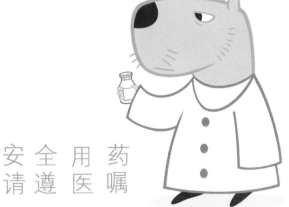

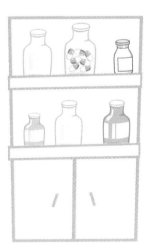

3. 免疫因素

一些儿童自身免疫性疾病，如系统性红斑狼疮、干燥综合征、幼年特发性关节炎（全身型）、川崎病等均可出现肝大、肝酶异常。这种肝病发生的原因和免疫功能异常、大量炎症因子攻击肝细胞有关。这种肝病往往要给予激素治疗。

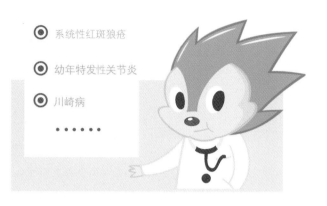

系统性红斑狼疮

幼年特发性关节炎

川崎病

......

4. 遗传代谢、内分泌等疾病

婴儿发病的肝损害，可能与基因缺陷（如Citrine缺陷病）、胆汁酸代谢（如进行性家族性肝内胆汁淤积症、先天性胆汁酸代谢异常等）、胆道畸形等（如先天性胆道闭锁）有关系。

学龄前儿童或学龄儿童发现的肝损害，可能与金属元素代谢障碍（如肝豆状核变性）、脂肪代谢异常等有关系（如脂肪肝）。

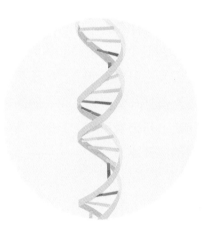

关于治疗　儿童患肝病的原因很多，但真正具有传染性的儿童肝病所占比例并不是很多，家长应更关注肝脏损害的发生原因。治疗主要是病因治疗（如对症抗感染、原发病控制等），避免使用或更换对肝脏损害严重的药物，以降低对肝脏的进一步损害，并应用营养肝脏的药物。

"疝" 家族的故事

讲讲小儿常见疝气

　　小刺猬医生首先为大家介绍一下什么是疝气。疝气的书面概念是，人体内的某个脏器或组织离开正常解剖位置，通过先天或后天形成的薄弱点、缺损或孔隙，进入另外一部位。

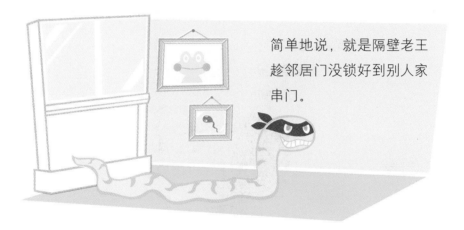

简单地说，就是隔壁老王趁邻居门没锁好到别人家串门。

图中为可发生疝气的部位，小朋友常见的是脐疝和腹股沟疝。

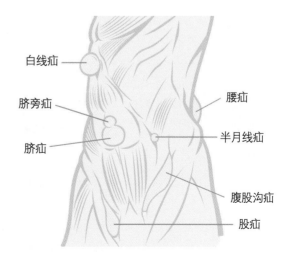

白线疝

脐旁疝

脐疝

腰疝

半月线疝

腹股沟疝

股疝

有些小朋友在小时候肚脐鼓成一个包，随着哭闹一鼓一鼓的，这就是脐疝。

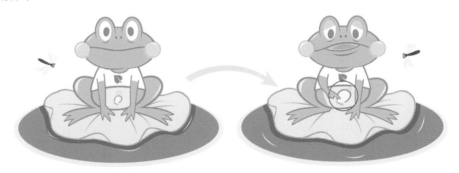

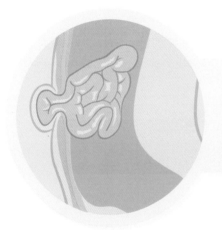

脐疝是腹腔内容物由脐部薄弱区突出的腹外疝，哭闹时膨出明显，疝内物以肠管常见，不易嵌顿。体积小的脐疝随宝宝年龄增长可愈合，较大疝气需手术治疗。

腹股沟疝的疝入物可为卵巢、肠管、大网膜等，根据其从腹壁的不同位置突出分为斜疝（占95%，小朋友常见）和直疝（占5%，老年人常见）。

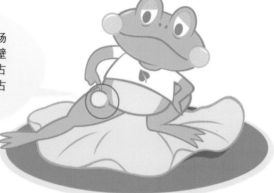

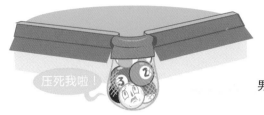

男孩的斜疝可疝入阴囊。

这些疝气都是在腹压增高时膨出明显，如哭闹、用力排便时，发生疝气应让宝宝尽量避免。

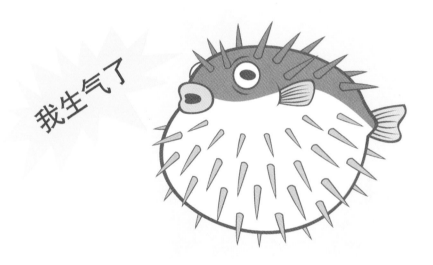

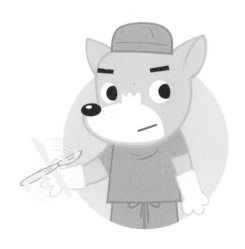

小儿常见的脐疝、腹股沟疝等情况需要到外科就诊，在医生的指导下选择保守治疗或手术治疗，请勿自行使用疝气带等治疗措施，避免增加嵌顿风险。

最危险的情况是，突出缺损的组织因为某些原因卡住而不能回复到正常位置（即嵌顿疝），这种情况需立即到外科医生处就诊，有些需要急诊手术，重者嵌顿组织坏死，可引起严重损伤甚至危及生命。

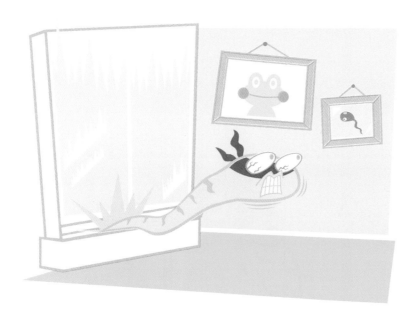

有疝气的孩子家长应精心护理，尽量让孩子处于平静状态，勤观察疝囊情况，如发现疝囊不能回纳，突然变硬，有触痛，局部皮肤发红、发紫，孩子烦躁不安、哭闹不止或频繁呕吐，请及时就诊。

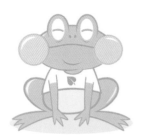
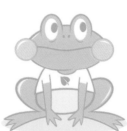
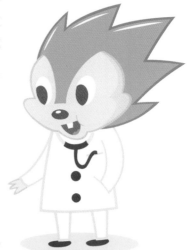

还我一杯纯净的尿液

普及小儿泌尿系感染相关知识

泌尿系感染是什么？

泌尿系由肾脏、输尿管、膀胱及尿道组成，细菌直接侵入尿道引起的感染称为泌尿系感染。

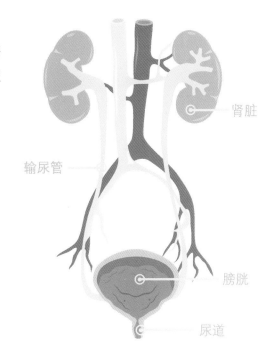

肾脏

输尿管

膀胱

尿道

宝宝哪些表现要警惕可能存在泌尿系感染？

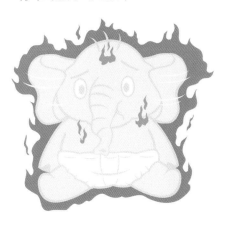

发热：宝宝突然出现高热，而且没有咳嗽、流涕、腹泻等其他症状。有些新生儿及小婴儿，发热可能是他们泌尿系感染的唯一症状。

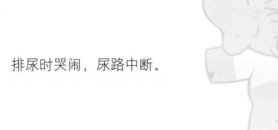

排尿时哭闹，尿路中断。

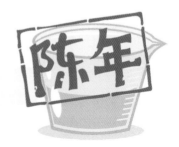

年龄大一点儿的宝宝会有尿急、尿频、尿痛等尿路刺激症状，具体可表现为总想尿尿，憋不住尿，尿尿时不舒服或疼痛等。

尿色混浊、尿色异常甚至是血尿。

需要哪些检查确诊？

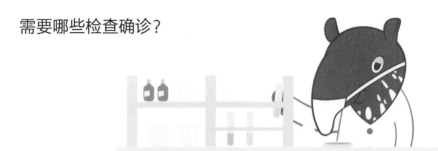

尿常规检查，留取中段尿（清洁尿液），镜检结果WBC>5个/HP；尿培养及菌落计数。

宝宝患泌尿系感染的易感因素有哪些？

新生儿和小婴儿皮肤黏膜娇嫩，防御能力弱，抗感染能力差，易患泌尿系感染。

防御力薄如蝉翼 ————◎

新生儿和小婴儿使用尿布或纸尿裤，尿道口常受粪便污染。

使用了不卫生的纸尿裤或更换纸尿裤间隔时间过长，使尿道口受到污染。

男婴的包皮过长，并有包皮垢，而导致感染。

如果宝宝反复发生泌尿系感染，要注意有无先天性泌尿系统发育异常，如膀胱输尿管返流、尿路梗阻、膀胱排空功能紊乱等问题。

◎ 治疗

1. 多饮水，多排尿，所谓户枢不蠹，流水不腐，就是这个道理。

2. 女孩注意清洁外阴，男孩注意清洁包皮垢。

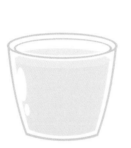
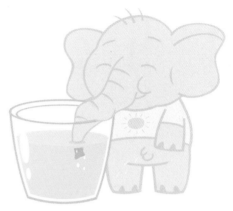

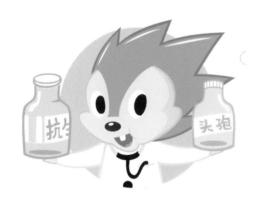

3. 抗生素治疗：应早期积极应用抗菌药物，儿童首选头孢类抗生素（合理使用抗生素，家长不要盲目抵制）。

4. 急性泌尿系感染经合理使用抗生素治疗后能迅速恢复，但部分病人可能会有反复或再次感染，故应每月随诊一次，复查尿常规，最好复查三次。

CHAPTER 3

常见问题

千面大便君

全方位解析宝宝大便的各种异常状态

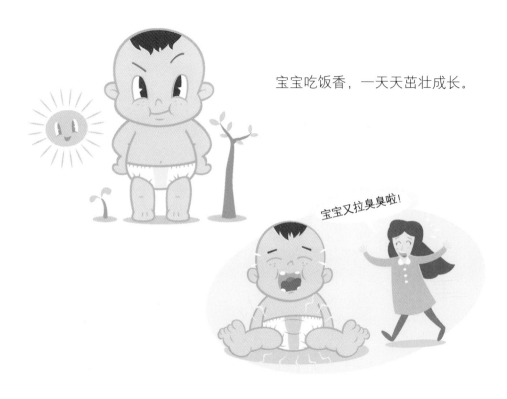

宝宝吃饭香，一天天茁壮成长。

宝宝又拉臭臭啦!

每天，爸爸妈妈都可以通过观察纸尿裤里便便的情况，判断宝宝肠道是否健康。

首先，观察纸尿裤里的水分是否正常。如果水分过多，需判断是尿液还是大便成分。有时需家长在宝宝未使用尿裤的情况下观察其排便是否有问题。

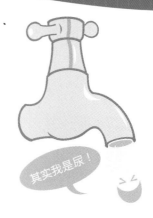

其实我是尿！

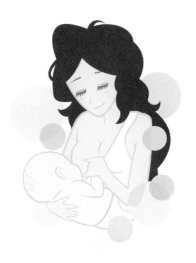

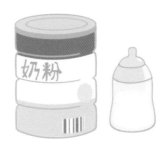

人工喂养的宝宝，大便一般呈金黄色，稍干。

一般母乳喂养的宝宝大便呈黄色，性状稍稀一些，一天排3~5次都是正常的。

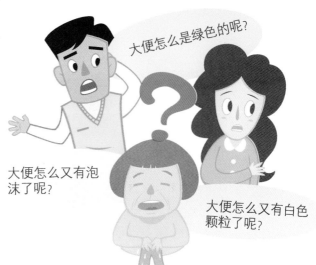

大便怎么是绿色的呢？

大便怎么又有泡沫了呢？

大便怎么又有白色颗粒了呢？

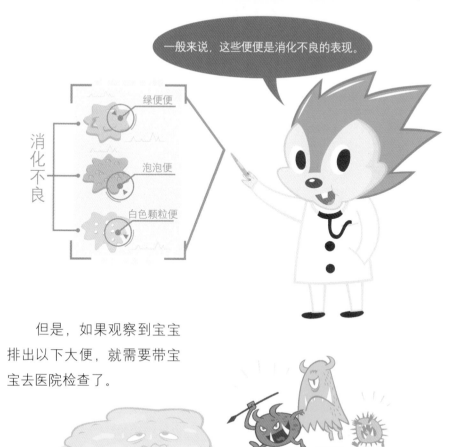

一般来说，这些便便是消化不良的表现。

消化不良
- 绿便便
- 泡泡便
- 白色颗粒便

但是，如果观察到宝宝排出以下大便，就需要带宝宝去医院检查了。

如果大便里有鼻涕一样的脓性物质，则有可能是细菌感染。

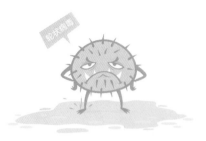

如果大便像水一样，而且量很多，则有可能是病毒感染。轮状病毒感染俗称秋季腹泻，常在秋冬季节高发，需引起父母注意。

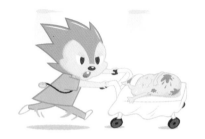

如果大便里有红色血样物质，可能是便血。引起便血的原因很多，父母需要重视！

去医院时最好将宝宝有问题的便便一起带去化验。

需要1小时内新鲜出炉的大便。从纸尿裤上刮下来的不能送检，会影响化验结果。

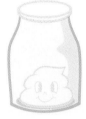

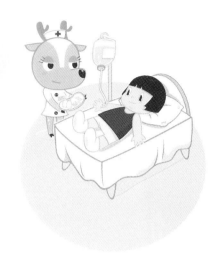

大部分病毒感染的肠炎不用使用抗生素，但要注意补充水分和电解质。

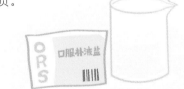

如果考虑肠道细菌感染，需要用抗生素治疗。严重的情况需要静脉给药治疗（输液）。

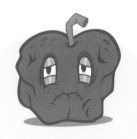

如果不存在感染，只是消化不良，可以口服一点儿益生菌。

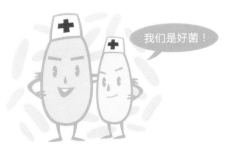

我们是好菌！

如果宝宝出现反复高热、脱水（哭时泪少或尿少），又不能进食、进水或精神不好，需要及时来医院就诊。

不配合的便便君

谈谈小儿便秘的常见原因

大宝宝每日蹲马桶，拉到屁屁疼也就拉出一两个"干球球"。

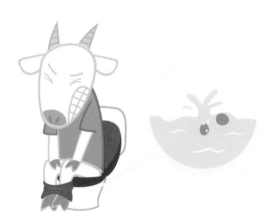

小宝宝经常肚子很胀，还无缘无故大哭，很难受的样子。

有时大便都把屁屁弄破了。

孩子好多天不大便，肚子肯定特别难受，家长当然着急！

引起宝宝便秘的原因都有哪些呢？怎么避免呢？

肠道功能异常 食量太少，睡眠不规律（晚上睡得太晚，白天睡眠多），没有建立健康的排便反射，影响了排便反射的形成。

对策：规律饮食，建立良好的起居习惯，对健康排便习惯的养成非常重要。

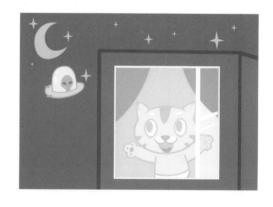

人工喂养

某些普通配方奶粉中添加了棕榈油，在消化过程中，棕榈油会和食物中的钙结合，形成质地较硬的钙皂，导致大便干燥。

对策：坚持母乳喂养，或选择适合宝宝的配方奶粉。

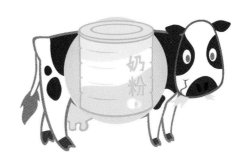

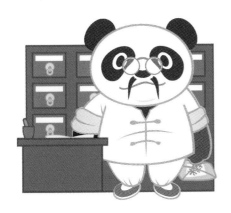

脾胃虚弱

便秘与食物的成分密切相关，如果宝宝的肉类、蛋类摄入太多，导致食物中蛋白质含量过高，而碳水化合物摄入不足，影响食物在肠道内发酵，使大便呈碱性，且干燥，从而导致便秘。

对策：饮食均衡，要根据宝宝的年龄适当摄入粗纤维食物。

遗传性因素

某些宝宝出生后即有便秘，可能与遗传有关。

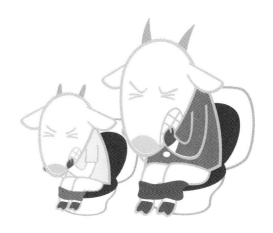

精神、环境因素 突发的精神刺激、生活环境的改变可导致暂时性便秘。
对策：注意及时调整宝宝状态，让宝宝多休息、勤喝水。

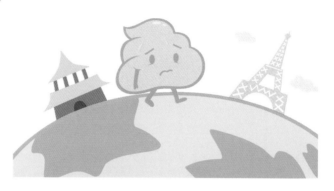

疾病因素 如甲状腺功能减低、某些代谢性疾病、线粒体疾病等，便秘可以是这些疾病的其中一种症状。
对策：由专业医师诊断后治疗和控制原发病，并予以对症肠道管理。

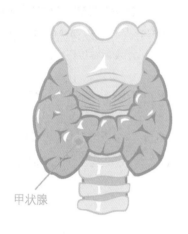

甲状腺

先天性肠道发育异常 如先天性巨结肠、先天性肛门狭窄、乙状结肠冗长等疾病都可以引起便秘。
对策：需外科医生做出诊断及给予治疗指导。

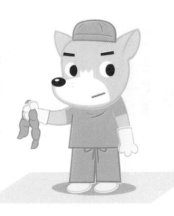

洗刷刷，洗刷刷

一起来学 7 步洗手法

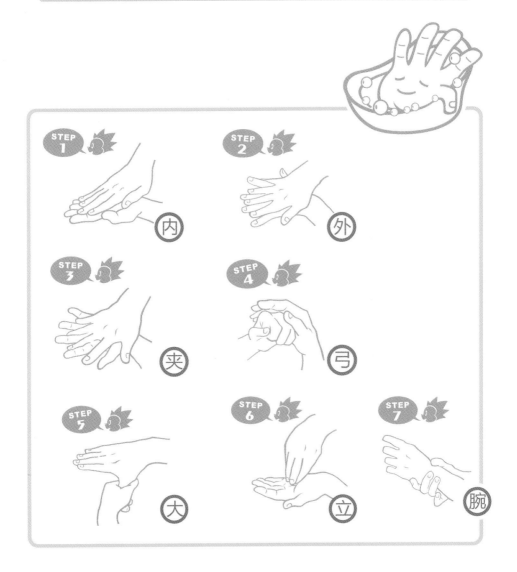

STEP 1　内

STEP 2　外

STEP 3　夹

STEP 4　弓

STEP 5　大

STEP 6　立

STEP 7　腕

"耳朵兄弟"有话说

如何保护宝宝的双耳

3月3日是我国的爱耳日。每年由于各种原因所导致的新生儿耳聋约3万余名，因此，小朋友从出生起就要注意保护听力。下面就由小刺猬医生来给大家普及几个常见的致聋因素。

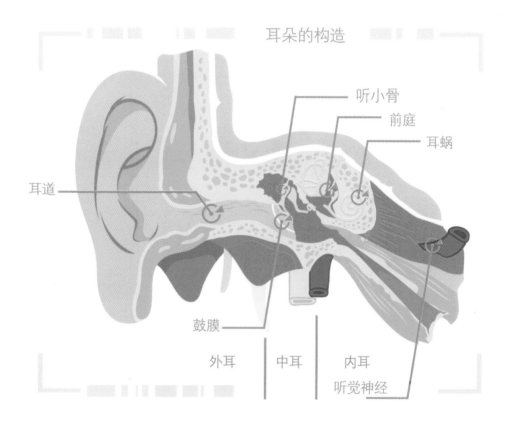

耳朵的构造

听小骨

前庭

耳蜗

耳道

鼓膜

外耳　中耳　内耳

听觉神经

先天畸形 很多明显的畸形在新生儿期就可以筛查出来，如外耳道闭锁（因胚胎发育过程异常所致）。发现外观畸形后由耳鼻喉医生指导完善颞骨CT等检查，了解中耳、内耳发育情况。

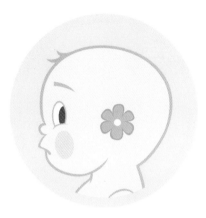

先天遗传因素 每个宝宝出生后都会接受听力筛查。大部分宝宝听力筛查一次就通过了，但也会受宝宝耳道中残留羊水、胎脂等物或因中耳积液而出现假阳性，可待宝宝42天时再复查。如果在42天、3个月甚至6个月定期复诊中仍存在问题，需就诊耳鼻喉科，明确是否真正存在听力缺陷，并建议完善耳聋基因检测（耳聋基因为常染色体隐性遗传）。

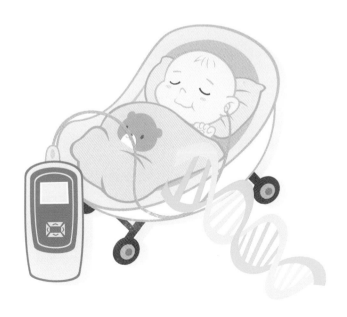

疾病 因胆红素过高而引起胆红素脑病（核黄疸）的孩子，可使听神经受损而影响听力，故应及时治疗病理性黄疸。带状疱疹由水痘-带状疱疹病毒引起，若病毒侵犯耳神经可引起耳带状疱疹，导致听力障碍。

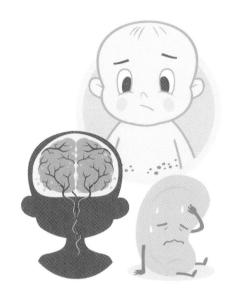

感染因素 小朋友因为咽鼓管比较短、平，故患感冒、鼻炎时，细菌和病毒很容易通过此通路到达中耳。中耳炎有发热、耳痛、流脓等症状，延误治疗会引起传导性耳聋，因此应及时请耳鼻喉科医生诊治。

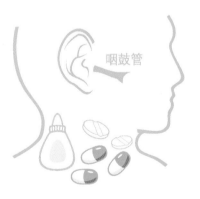

咽鼓管

注意：一般的洗澡、游泳只要及时清净耳道内残余积水，勿不当掏耳，勿让脏水进入耳道内积存，一般不会引起中耳炎。

用药 有些药物是有耳毒性的，儿童慎用或禁用，故儿童用药一定要在医生指导下完成，保证安全用药。

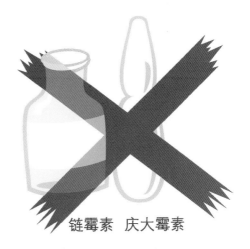

链霉素　庆大霉素

噪声 强烈或持续的噪声可引起内耳感觉器官的退行性病变或鼓膜破裂、听骨骨折等损伤导致耳聋。请减少噪声污染，保护宝宝听力健康！

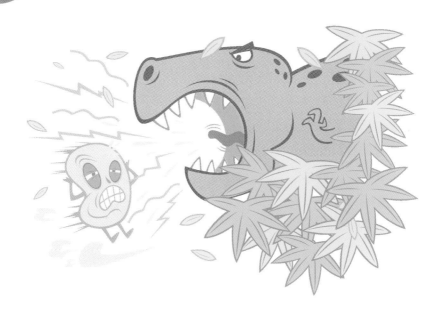

外伤性耳聋 外伤性耳聋是由于耳部或头部受到外部创伤，导致听神经、听小骨受伤，内耳出血，听觉细胞受损所致，所以请照顾好孩子，避免其受到伤害。

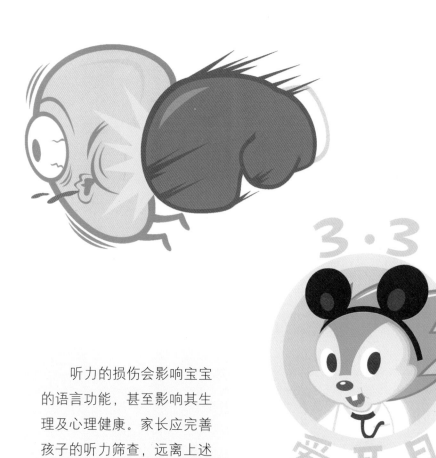

听力的损伤会影响宝宝的语言功能，甚至影响其生理及心理健康。家长应完善孩子的听力筛查，远离上述危险因素。如果发现宝宝对声音的敏感度下降，务必到耳鼻喉科及时诊治。

"钙"先生，不要跑

关于缺钙、补充维生素D和佝偻病

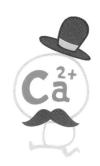

佝偻病大多数是由于维生素D缺乏时肠道内钙磷吸收减少，使血钙下降而导致的。佝偻病分为初期、极期、恢复期、后遗症期。不同时期、不同年龄阶段有不同的临床表现。

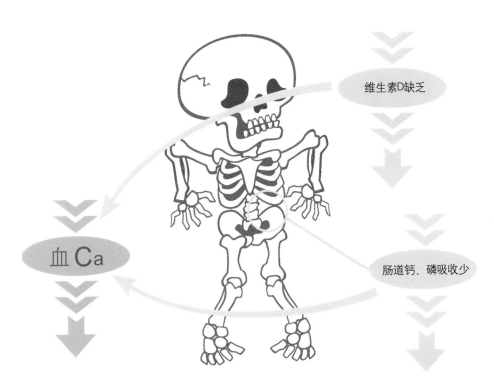

维生素D缺乏

肠道钙、磷吸收少

血 Ca

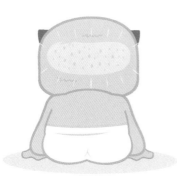

0~3个月：初期表现为易惊、夜哭、睡眠不安、多汗。由于汗水刺激，睡眠时经常摇头，以致枕后脱发（枕秃），此时化验血钙可以下降，也可以是正常的。

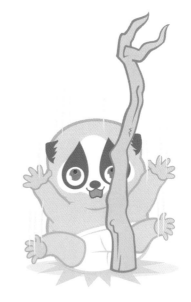

极期表现为肢体抖动、惊厥、喉痉挛。

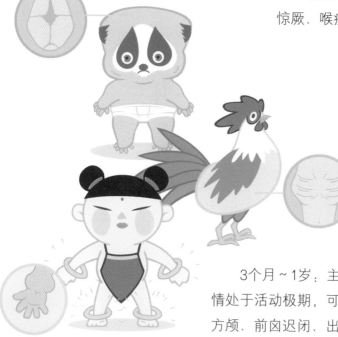

3个月~1岁：主要是骨骼改变，病情处于活动极期，可以出现颅骨软化、方颅、前囟迟闭、出牙迟、肋骨外翻、鸡胸、手镯、脚镯等骨骼变化。

1岁以后：经过之前的表现，合理治疗病情进入恢复期。若治疗延误或治疗不正规，病情逐渐进入后遗症期，会出现"O"形腿或"X"形腿。"O"形腿是两足靠拢时两膝关节距离3厘米以下为轻度，距离3厘米以上为重度。"X"形腿两膝靠拢时两踝关节距离3厘米以下为轻度，距离3厘米以上为重度。

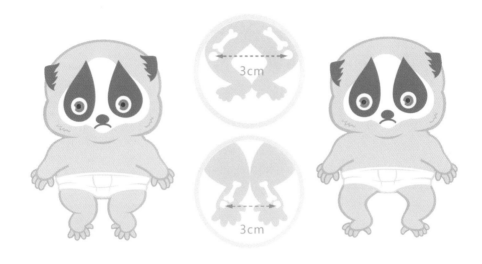

补钙小贴士：

1. 由于母乳中维生素D的含量低，母乳喂养儿不能通过母乳获得足量的维生素D，故宝宝出生后就可以每日补充维生素D10ug（400IU）。

2. 乳母饮食均衡，婴儿对母乳的摄入量足够多，是可以满足婴儿骨骼生长发育对于钙的需求的，不需要额外补钙。

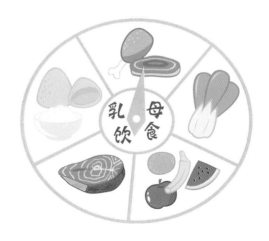

3. 人工喂养的婴儿一般可以获得足量的维生素D，通常不需要额外补充维生素D。

4. 增加日照，通过阳光照射促进钙吸收。但晒太阳时不要让阳光直射宝宝的眼睛和娇嫩的肌肤。

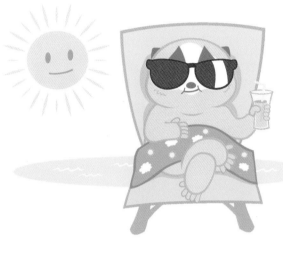

5. 如果发现宝宝有明显的缺钙症状，需要到医院就诊，请医生指导维生素D和钙剂的治疗剂量。家长应注意，每个宝宝缺钙的发病机制、病情严重程度和个人体质均不同，故补钙和补充维生素D需因病因人而异，没有一个统一的剂量标准。

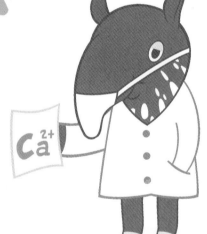

6. 缺钙应警惕病理性因素。缺钙除了摄入不足，也有内分泌、肾脏等相关疾病引起的可能，需完善相关化验检查方能确诊。

我也想要和"长颈鹿姐姐"一样高

你了解矮小症吗

鹿仔因为个子矮，从小到大每次排队都是班里第一个，心中十分不爽。鹿爸鹿妈也很着急，拿不准是再观察观察还是去咨询医生查查身体。

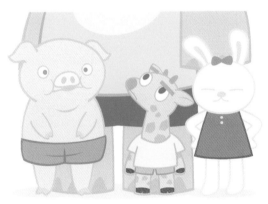

为了监测生长速度，鹿仔家每年都定时给鹿仔测身高，并认真做了记录。

小刺猬医生提醒各位爸爸妈妈，如果孩子在2岁以内每年身高增长速度小于7厘米；4~5岁及至青春期每年身高增长速度小于5厘米；青春期儿童每年身高增长速度小于6厘米，请及时带孩子去儿童内分泌科就诊。

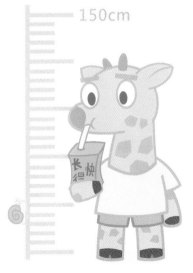

150cm

好多朋友都安慰鹿仔家里人不用着急。其实，鹿仔不算太矮。鹿仔自己也很困惑，什么样才算真正的身材矮小呢？

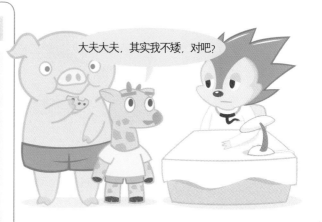

小刺猬医生告诉你：

身矮是指在相似生活环境下，同种族和年龄的个体身高低于正常人群平均身高2个标准差者（-2SD），或低于第三百分位（-1.88SD）者（详见最后附表）。

大夫大夫，其实我不矮，对吧？

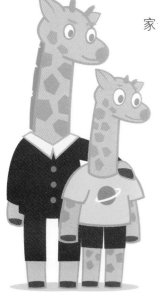

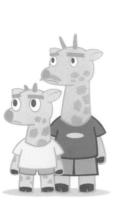

导致身矮有很多因素，也可能为疾病所致，家长和医生可以一起分析。

○ 遗传因素：

关于这方面的俗话谚语举不胜举，说明老百姓都认识到父母身高对孩子的影响了。

中国女童身长、体重增长表

姓名：

出生：

年　月　日

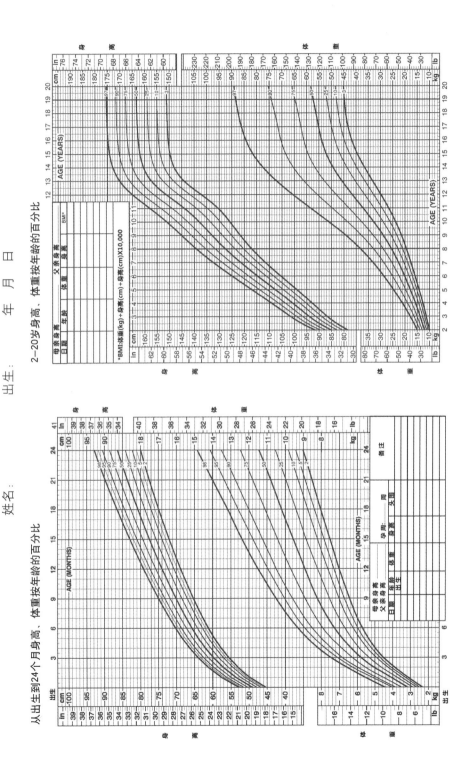

2~20岁身高、体重按年龄的百分比

从出生到24个月身高、体重按年龄的百分比

中国男童身长、体重增长表

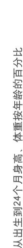

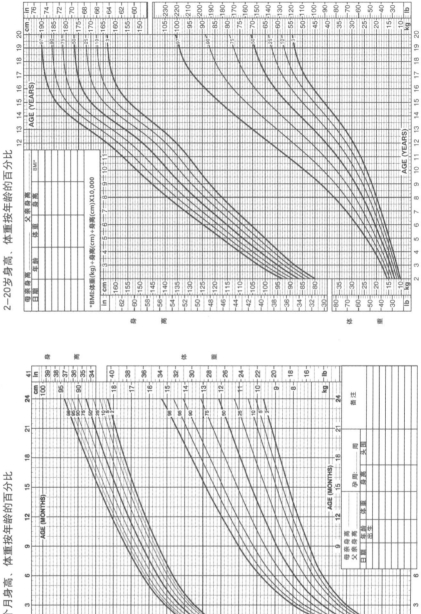

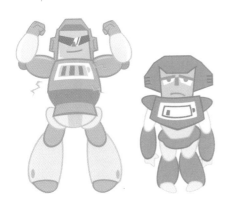

◎ 营养因素：

　　吃得好、长大个绝对是真理，此法则在动植物界也普遍通行。

◎ 疾病因素：

　　如甲状腺功能减低、骨骼系统疾病、慢性肾病、某些先天性心脏病及神经系统疾病等，可影响身高增长。

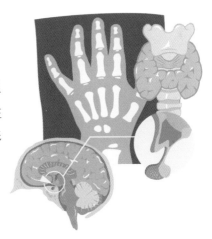

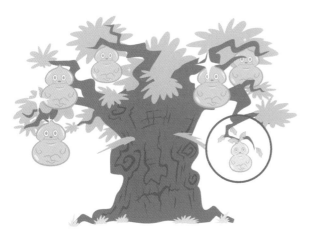

◎ 宫内发育迟滞：

　　如小于胎龄儿（指出生体重小于同胎龄儿体重的第十百分位）应定期随访观察，大部分可以追赶生长，一般在3周岁时，如其生长仍然滞后，应考虑生长激素治疗。

◎ 生长激素缺乏症：

由于垂体生长激素分泌不足引起的矮小，如著名足球明星梅西小时候就被诊断为此病，因家里穷治不起，后来俱乐部出钱才开始治疗，差点儿耽误了一名足坛巨星。

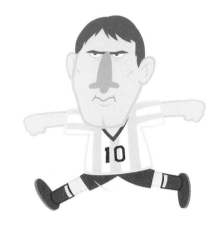

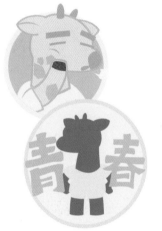
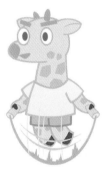

◎ 精神心理因素、青春期发育因素、运动与睡眠等都与身高息息相关。

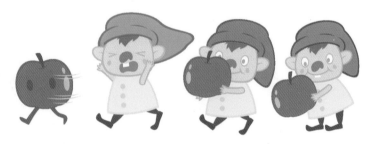

◎ 特发性矮小：

还有些找不到病因的矮小，目前统称为特发性矮小。

医院会根据孩子身材矮小的情况安排血生化、电解质等化验检查，其中女孩均需进行染色体核型分析，还会对骨龄进行判断，酌情进行生长激素刺激试验。

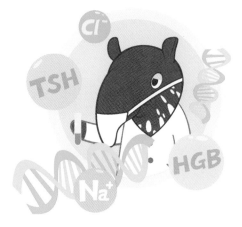

家长最关心的一定是如何防止矮小症。爸爸妈妈不能改变自己的身高，但可以加强宝宝营养，鼓励其积极运动，保证夜间睡眠，定期监测身高，了解宝宝生长速度，争取做到早发现、早诊治，切勿因忽视错过治疗最佳时机。

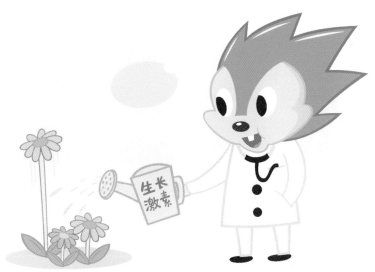

最后普及一下关于矮小症治疗方面的知识。FDA批准可用于生长激素治疗的儿童有：生长激素缺乏症、小于胎龄儿、特发性矮小（包括家族性矮小）、慢性肾功能衰竭、先天性卵巢发育不全、Prader—Willi综合征等。

本宝宝不是皮肤白皙是贫血

了解宝宝常见的缺铁性贫血症状

首先，我们来了解一下，宝宝发生贫血都会有哪些表现呢？

1. 食欲减退，皮肤黏膜变得苍白，以口唇、口腔黏膜、甲床、手掌等部位最为明显。

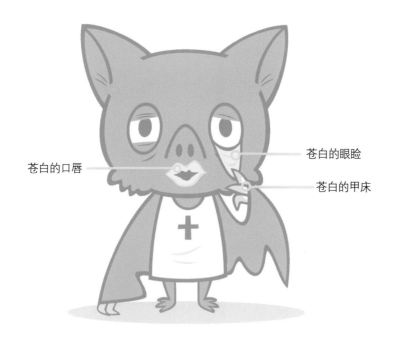

苍白的口唇

苍白的眼睑

苍白的甲床

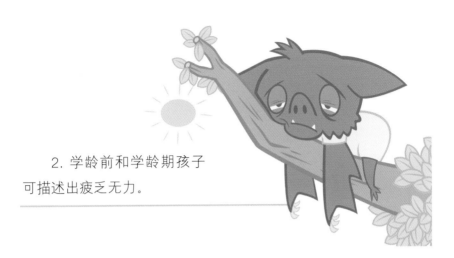

2. 学龄前和学龄期孩子可描述出疲乏无力。

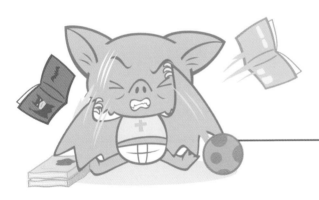

3. 有些孩子可有烦躁、注意力不集中、理解力下降等表现。

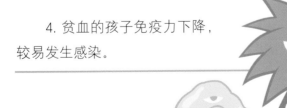

4. 贫血的孩子免疫力下降，较易发生感染。

铁元素缺乏为什么会导致贫血呢？

　　小刺猬医生来简单讲解一下血红蛋白的生成，你们就理解了。

　　我们平时所说的贫血的〝血〞是指血红蛋白。血红蛋白是由血红素和珠蛋白合成的。

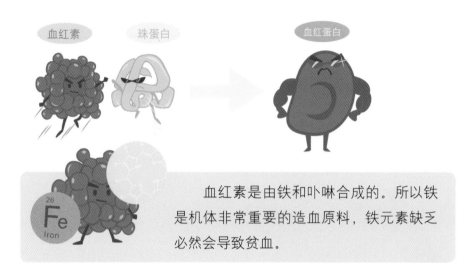

　　血红素是由铁和卟啉合成的。所以铁是机体非常重要的造血原料，铁元素缺乏必然会导致贫血。

什么原因会导致缺铁性贫血呢？

　　1. 出生时，体内铁储备不足。新生儿体内铁总量的75%以上在血红蛋白中，因此，出生体重越小、总血容量越少的孩子，体内铁的总量越少，发生贫血的可能性就越大，尤其是早产儿。

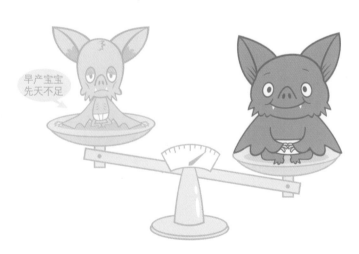

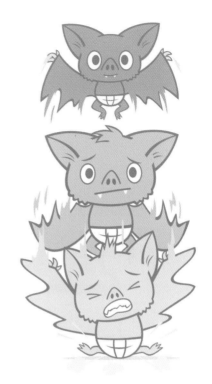

2. 铁的摄入不足。一方面，因饮食中含铁食物摄入少，另一方面，因生长发育过快，需铁量增加。这些是导致宝宝相对铁摄入不足的原因。

3. 铁吸收障碍。各种原因造成的胃肠功能紊乱，如长期不明原因的腹泻、慢性肠炎、克隆恩病等，均可因长期铁吸收障碍而导致缺铁性贫血。

4. 铁丢失过多。如慢性失血，也会导致铁丢失增多。

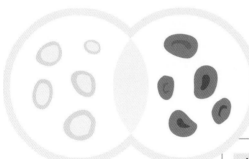

缺铁性贫血的红细胞　　正常的红细胞

缺铁性贫血的红细胞形态

典型的缺铁性贫血是呈小细胞、低色素性贫血，在显微镜下血涂片可见中心淡然区扩大，很具有特征性。

如何应对缺铁性贫血？

◉ 铁剂治疗

服药最好是在两餐之间，既减少对胃黏膜的刺激，又利于铁剂的吸收。尽量避免铁剂与牛奶、咖啡、茶同时服用，会影响铁的吸收。服用铁剂的同时，最好同时服用维生素C，可使铁的吸收增加3倍。目前常用的口服铁剂有硫酸亚铁、右旋糖苷铁、螯合铁等。

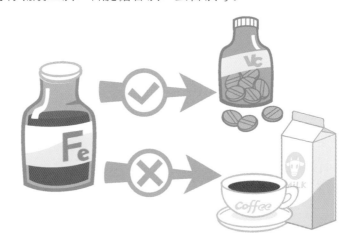

◉ 改善饮食，合理喂养

母乳铁的含量与母亲的饮食有关，因此，母亲应饮食均衡。牛乳铁含量比人乳低，羊乳更少。若6个月内的婴儿有足量的母乳喂养，可以维持血红蛋白和存储铁在正常范围内；不能母乳喂养的婴儿，应该喂强化铁的配方奶粉，并及时添加辅食。铁含量高的食物有黑木耳、海带、猪肝，其次是肉类、豆类、蛋类等。

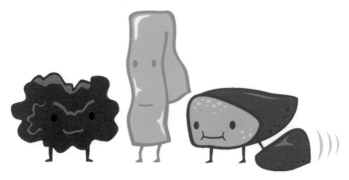

来一个不得病的金秋

秋季小朋友健康注意事项

秋天天气适宜、风景如画、果实累累、河鲜肥美，是一个好时节。但由于天气逐渐转凉，各种病毒逐渐盛行起来，家长要特别注意宝宝的健康。

关于温度　秋季昼夜温差大，早晚凉爽，午间闷热，日晒又重，因此，在中午温度高时要及时减少衣服，避免宝宝出汗后受凉引起感冒。

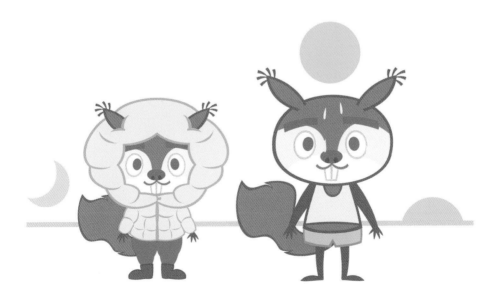

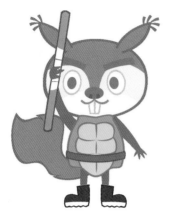

穿衣盖被要注意三暖：后背暖、肚子暖、脚丫暖，避免宝宝受寒。

关于空气

进入秋季后，空气变得凉爽且干燥，容易刺激呼吸道，引起咳嗽、咽喉干燥、鼻黏膜出血等，对于有哮喘、鼻炎基础病的孩子，容易诱发疾病发作。

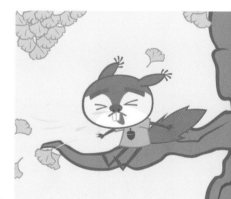

平时应注意多饮水，室内环境注意加湿，勿过分干燥。

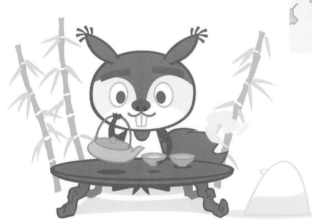

关于饮食

"金秋菊黄蟹正肥，持螯饮酒滋筋髓。""西园晚霁浮嫩凉，开尊漫摘葡萄尝。"秋季美味诱人，但是螃蟹性凉，易伤肠胃，幼儿不宜多吃。葡萄好吃，若清洗不净，会导致宝宝腹泻，因此要做好清洗工作。

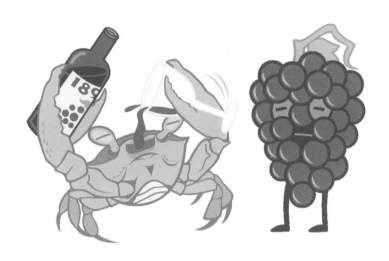

秋季饮食应以"滋阴润肺"为准则，梨、橙子都是适合宝宝食用的水果。

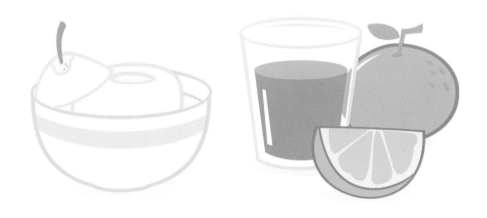

秋季天气转凉，也开始进入轮状病毒感染、肠炎、流感高发阶段，这些疾病都是可以通过消化道、呼吸道传播的，婴幼儿体弱，免疫力发育不完善，应尽量少到人群聚集处活动，避免疾病的传染。

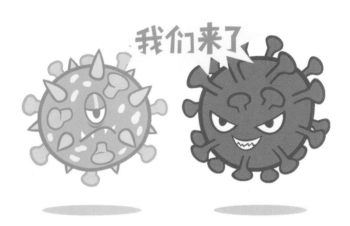

对于大一点儿的孩子，虽然秋季天气转凉，但也应适当参加一些户外活动，如散步、跑步、游戏等，积极锻炼，使身体能适应寒冷的刺激，增强机体抗疾病能力，为顺利迎接寒冬做好充分准备。

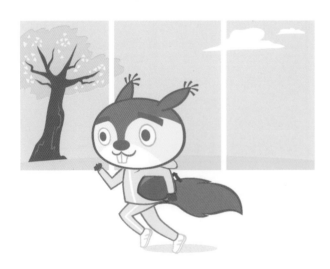

CHAPTER 4

健康体检

小刺猬保健系列之一

婴儿保健（适合0～1岁）

都说治病不如防病，宝宝得了病全家都着急上火，有时见到医生甚至得知已错过最佳治疗时机，此时更是后悔不迭。所以定期保健十分重要。宝宝是否健康？发育是否达标？有什么潜在疾患？每个时期的保健重点内容不一样，小刺猬医生来逐一帮您解答。

1. 提供高能量、高蛋白的乳类营养，并积极提倡母乳喂养，逐渐添加辅食，即使在婴儿末期（10～12月龄），每日乳类供能仍不应低于总热量的1/2。6月龄的婴儿应开始引入其他食物，为婴儿后期接受成人食物做准备。

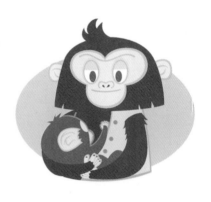

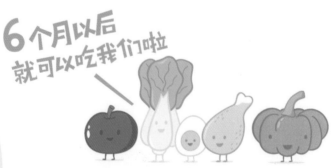

6个月以后就可以吃我们啦

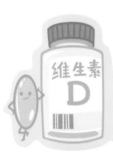

维生素 D

纯母乳喂养的宝宝、生活在阳光不充足的地区的宝宝，应注意维生素D的补充。

2. 定期进行健康检查，可早期发现问题，早期干预。

一般小于6月龄的婴儿，每1~2个月检查一次；大于6月龄的宝宝，每2~3个月检查一次。

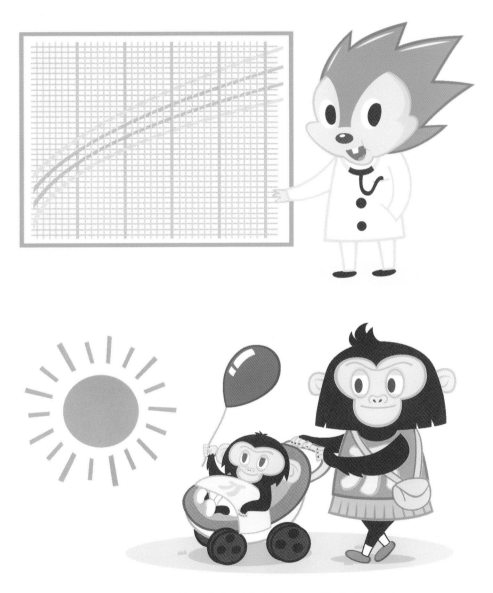

天气情况良好时坚持每日户外活动2小时。

3. 促进情感、感知觉、语言、运动发育：父母或抚养人及时满足婴儿需要，使婴儿感觉安全，对成人产生依赖；经常用带有声、光、色的玩具刺激婴儿对外界的反应，促进婴儿感知发育。

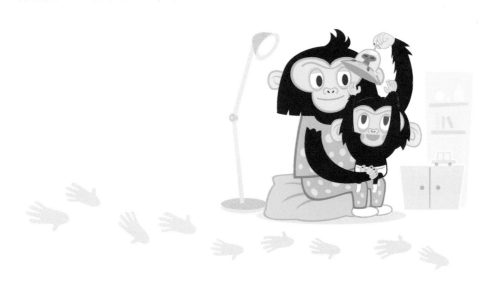

4. 生活技能培训：培养婴儿独立睡眠习惯、进食技能、如厕训练是早期教育的重要内容。

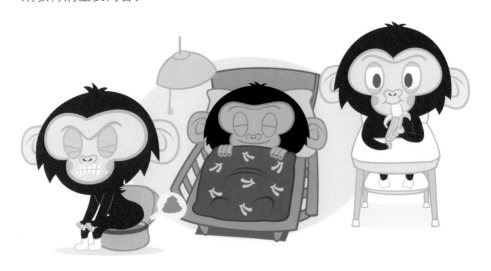

5. 口腔保健：注意婴儿用奶瓶的正确姿势，不良吸吮习惯可对口腔产生异常压力，形成咬合异常、颜面狭窄等畸形。避免将乳头抵压上颌，影响颌骨发育。婴儿乳牙萌出后，母乳喂养的宝宝不宜含乳头入睡，人工喂养的宝宝喝奶后应养成漱口的好习惯，以免发生"奶瓶龋齿"。

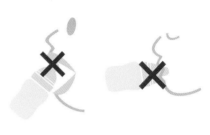

6. 预防感染：提倡母乳喂养，按计划免疫程序完成基础疫苗接种，养成良好的卫生习惯，这些都可降低感染的发生。

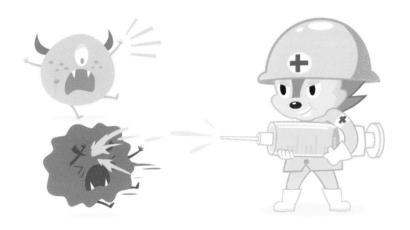

7. 定期筛查：定期健康检查中注意筛查常见疾病，如缺铁性贫血、食物过敏、中耳炎、先天性髋关节发育不良、泌尿生殖系统感染、视力异常、听力异常、维生素D缺乏性佝偻病等。

小刺猬保健系列之二

幼儿保健（适合1~3岁）

促进语言发育与大运动能力发育

重视与幼儿的语言交流。幼儿可通过游戏、讲故事、唱歌等方式学习语言。

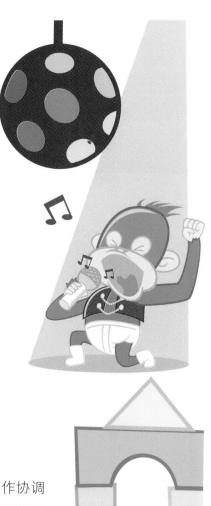

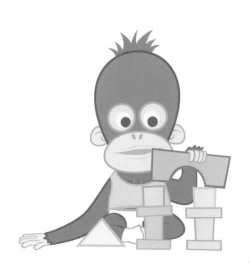

选择可促进小肌肉动作协调发育的形象玩具来发展幼儿想象力、思维能力。

培养自我生活能力　安排规律生活，培养幼儿独立生活能力和养成良好的生活习惯，为适应幼儿园生活做准备。

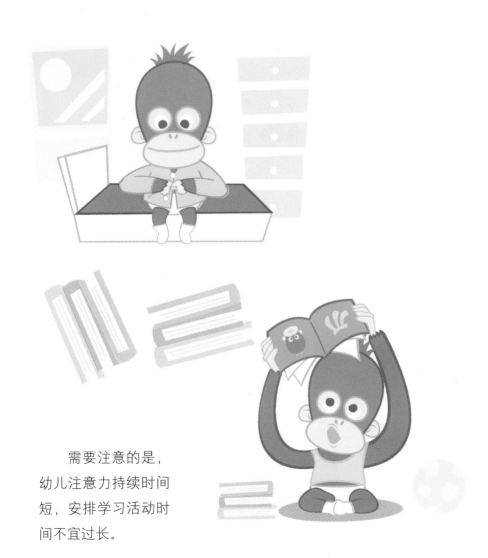

需要注意的是，幼儿注意力持续时间短，安排学习活动时间不宜过长。

定期健康检查 每3~6个月进行一次体格检查，预防营养不良、超重/肥胖等营养性疾病。家长应保存好儿童生长资料，这些资料对孩子的健康管理非常重要。家长应配合医生，继续用生长曲线监测儿童身高生长速度。

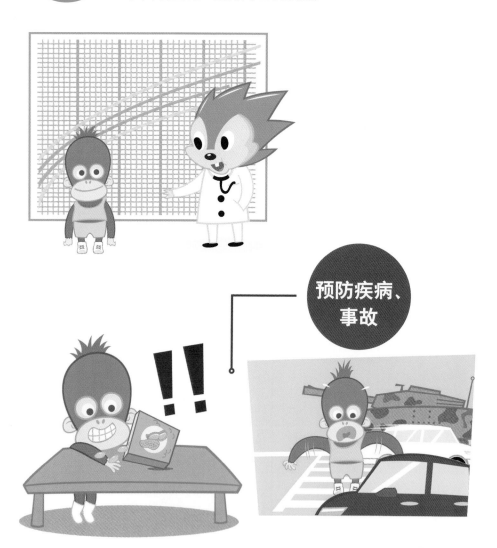

预防疾病、事故

这个年龄的小朋友好奇心重，活动能力强，应注意预防异物吸入引起窒息。

监护人不宜让幼儿独自外出，或单独留在家中；注意避免幼儿活动环境与设施中的不安全因素。

合理营养

- 供给丰富的平衡营养素。
- 食物种类、质地接近成人。
- 每日提供5～6餐适合宝宝生长需要和消化道功能完善的食物，其中乳类供能仍不低于总能量的1/3。
- 发展自我进食行为。

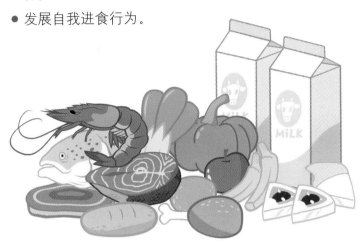

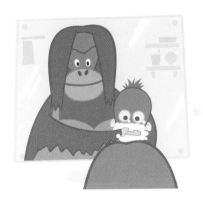

口腔保健

- 家长用小牙刷帮助幼儿刷牙，每晚一次，预防龋齿。
- 1岁后应断离奶瓶，预防咬合异常和"奶瓶龋齿"。
- 逐渐增加幼儿食物的固体性与长度，有利于咀嚼、吞咽及乳牙发育。

疾病筛查

定期筛查常见疾病，如缺铁性贫血、视力异常、泌尿系感染和寄生虫感染等。

小刺猬医生和小伙伴的医院生活

儿科门诊囧了个囧

　　医疗圈有句老话：宁治十大人，不治一小儿。为什么呢？儿科俗称"哑科"，年幼的小朋友不舒服不会表达，很多又很难配合治疗，儿科诊室经常充斥着哭闹和喊叫声，大人焦急，孩子害怕，这些都增加了医生诊治的难度。

　　下面是儿科医生出门诊常常遇到的窘境，今天摘出几个场景和大家分享一下，乐一乐。

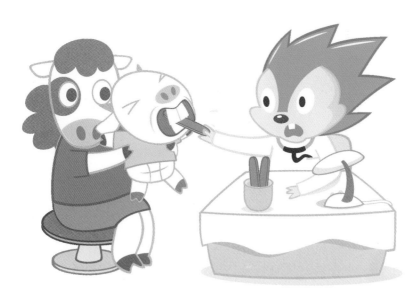

死咬压舌板，宁死不松嘴。

见到医生我紧张，尿哗哗来把他浇。

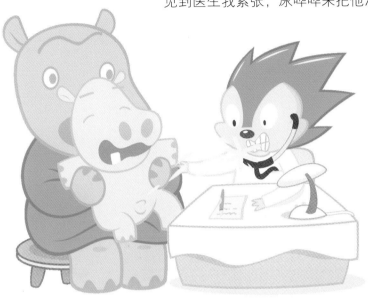

听诊器感觉好神秘，使劲儿拍拍多有趣。

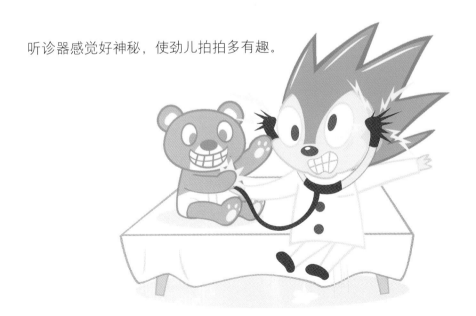

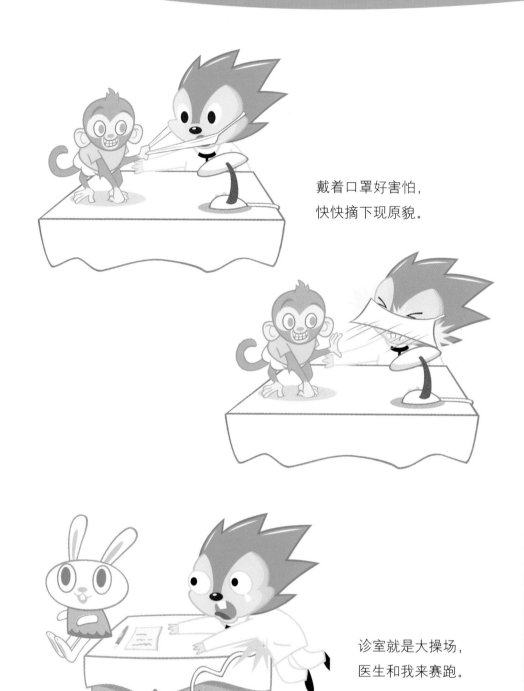

戴着口罩好害怕，
快快摘下现原貌。

诊室就是大操场，
医生和我来赛跑。

不要看病要回家，谁都别想把我抓。

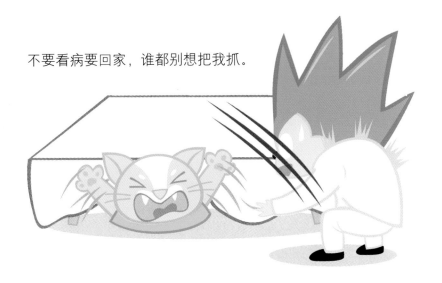

　　看看一天门诊下来小刺猬医生的"囧样"，爸爸妈妈是否有似曾相识的感觉？其实我们都习惯啦！儿科门诊就诊量大，医疗资源有限，孩子难受、家长焦急的心情我们都懂，希望家长能在就诊前和就诊时帮助医生安抚好小朋友，这样不仅可以缩短就诊时间，宝宝就诊也能更加高效顺利！

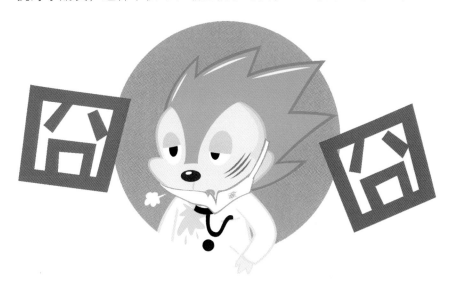

　　最后，祝愿每个宝宝都健康快乐地成长！

特别感谢

　　本书虽为科普性书籍，但在编著中认真做到专业严谨，本书覆盖了儿科多个专科和领域，在撰写过程中，深受首都儿科研究所附属儿童医院、首都医科大学附属北京儿童医院、首都医科大学附属北京妇产医院等其他专科医院的专家提供的大量素材支持和专业指导，在此特别感谢各位专家的科普情怀及对关爱儿童健康事业的无私付出。同时也由衷的感谢中国著名儿科专家崔玉涛主任对本套丛书的高度认可和支持。小刺猬医生与各位医疗同仁、专家、新手爸妈携手共进，为孩子们的健康保驾护航。